U0250691

养胃就是养精元

病从脾胃生，养生先养胃，要想脾胃好，关键靠自身

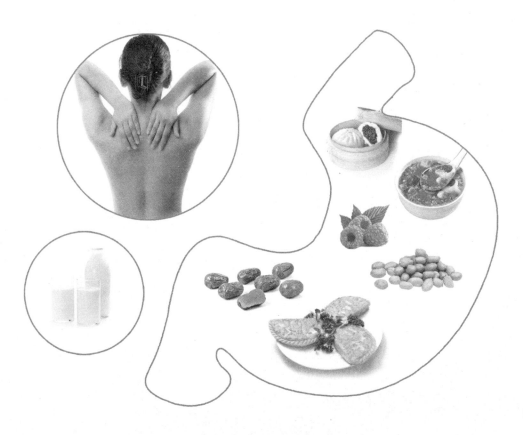

王　静◎编著

养好胃孩子身体棒不生病，老人体力充沛延年益寿
女人年轻漂亮不是梦，男人身体强壮元气足

江苏凤凰科学技术出版社

图书在版编目（CIP）数据

养胃就是养精元 / 王静编著 . -- 南京：江苏凤凰
科学技术出版社 , 2015.6
ISBN 978-7-5537-4655-5

Ⅰ . ①养… Ⅱ . ①王… Ⅲ . ①益胃—基本知识 Ⅳ .
① R256.3

中国版本图书馆 CIP 数据核字 (2015) 第 116854 号

养胃就是养精元

编　　　者	王　静
责 任 编 辑	刘　强　　孙连民
责 任 校 对	郝慧华
责 任 监 制	曹叶平　　方　晨

出版发行	凤凰出版传媒股份有限公司
	江苏科学技术出版社
出版社地址	南京市湖南路 1 号 A 楼，邮编：210009
出版社网址	http://www.pspress.cn
印　　刷	北京建泰印刷有限公司

开　　本	710mm×1000mm　1/16
印　　张	16
字　　数	206 千字
版　　次	2015 年 7 月第 1 版
印　　次	2015 年 7 月第 1 次印刷

| 标 准 书 号 | ISBN 978-7-5537-4655-5 |
| 定　　价 | 35.00 元 |

图书如有印装质量问题，可随时向我社出版科调换

前言
FOREWORD

　　精元即人体的精华，也就是生命力。中医说：人体有三种物质组成，即：精、气、神。"精"就是生命力，"气"就是能量，"神"就是灵魂。精元一般是指先天精气，脾胃被称为后天之本，人之所以活着主要是靠饮食水谷。如果脾胃出了问题，那饮食水谷就不能化为水谷精微荣养人体了，就只能靠先天之精维系，先天之精耗散尽了，生命也就到尽头了。打一个比方，先天之精就好比灯芯，后天水谷精微就相当于灯油，脾胃就相当于盛灯油的碗，如果盛灯油的碗破了那灯油就洒了，这个时候如果还想点灯的话就只能烧灯芯，灯芯如果没有灯油滋润的话，一会儿就烧没了。放在人身上，亦是如此，所以要想活得久，首先一点要固护先天之精，固护先天之精就要维护后天脾胃，故养胃就是养精元，可见，养胃是至关重要的。

　　人的胃就像一部每天不停工作的机器，食物在消化的过程中会对胃黏膜造成机械性的伤。保护胃对于大家来说非常重要，因为一些坏习惯会严重伤害人们的胃。

　　百病由胃生。胃是消化系统中重要的器官，胃的安危直接影响着人的身体健康和生活质量。在我国，胃病已经成为人们普遍患有的慢性疾病。虽然胃病患者人数越来越多，但是因为胃病在人们的意识中一直都是以

"小毛病"、"正常现象"等说辞出现的，因而不被重视。可是当您听说，越来越多的孩子也患上了胃病，中青年人群中常年有胃病的人更是大有人在时，还会觉得胃病是"正常现象"吗？或者，当您听到身边的人因胃癌不治而亡，还会把胃病当成"小毛病"吗？如果您想要对胃有更深层的理解，那么，就打开《养胃就是养精元》，看看如何养护您的胃，进而固本养元。

俗话说："胃病三分治七分养"。为什么您的胃病总反反复复让您无法摆脱疼痛烦恼？那是因为您还不会正确养胃！胃病要靠养，会养才会好！只有坚持调养，才能达到理想的效果。如何养胃就成了人们普遍关心的话题，本书带你了解养胃的重要性及如何养胃，怎样固本精元，让你学会保持健康好气色。

可能有些人说，如何养胃？不就是按时吃饭、多喝粥、胃痛时吃点药这么简单吗？理论上，确实是这么简单的事情，可细究下来，什么算按时吃饭、如何喝粥、喝什么粥、吃什么药、怎么吃，这些都是有讲究的。尤其是吃药，胃病患者如果乱吃药，可能会带来严重的后果，以至于加重病情。有些人更觉得养胃、治胃病是老年人应该做的事情，中青年根本没有时间浪费在这种事情上，而且就算是腾出了时间，也不一定有效果。其实，对于大多数胃病病情不严重的患者来说，治疗胃病没有那么难，更不会占用过多的时间。

《养胃就是养精元》重点从生活习惯、日常饮食、穴位按摩、情志调养、中医食疗、偏方保健等方面，介绍最权威、最全面、最有效的养胃护胃方法。内容扎实，简单易行，让长年受胃病、胃不适困扰的人，不用上医院，在家就能轻松根治胃病。只要掌握了养胃、健胃的方法和窍门，日常稍加注意，形成良好的生活、饮食习惯，就会在不知不觉中摆脱胃病的袭扰，还您一个健康的胃，让您能拥有一个吃嘛嘛香的好胃口！

目录
CONTENTS

第一篇 你对"胃"了解多少

第二篇　即使再忙,也要照顾好自己的胃

第三篇　一日三餐吃对了，胃就不那么累

第四篇 食物是最好的补药,选对食物养好胃

第五篇　健康运动,送你好胃口

第六篇 推拿按摩除病痛,最不花钱的养胃妙招

附录:胃病用药小常识

第一篇 你对"胃"了解多少

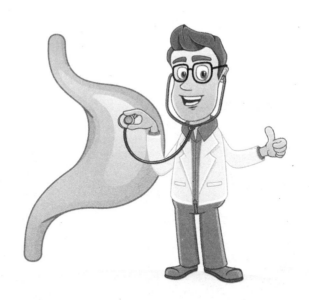

PART 1 认识你的胃

　　人的消化道从口腔开始到肛门结束，大约长 10 米，是一条连续的有弹性的管道，胃是这条管道上最膨大的一段。胃的上端与食管连接部叫贲门，下端与小肠连接部叫幽门。

　　胃的主要功能有贮存食物和消化食物两方面。一个成年人的胃可以装 1500 毫升左右的食物。如果有人一下子吃进 2000～3000 毫升的食物，并不是说此人的胃容量大，而是一边吃一边往小肠里排了。

　　食物进入胃后，通常 5 分钟左右通过幽门向小肠流动。正常人饭后 2～3 小时胃内的食物就全部排空进入了小肠，然后，胃空后它会休息着等待下一次的进食。如果餐后半小时胃就排空了或 5 小时还不排空，表示胃动力过强或过弱，这都是不正常的。

胃黏膜屏障的自我保护

　　胃黏膜处于高酸和胃蛋白酶的环境中，却并不被消化，是由于存在着自我保护机制，称为黏液－碳酸氢盐屏障。

　　正常情况下，胃黏膜的上皮细胞每 10 天左右全部更新一次，这种正常的细胞更新，保证了胃的特殊的屏障保护作用，才使胃黏膜、胃壁免受各种有害物质的损伤。

有一种胃病叫溃疡。我们见过口腔溃疡吧？那是口腔中的某一个部位出现了一个小凹陷，这就叫溃疡。100 多年前，医学家们认为是胃酸高了导致溃疡，因为胃酸能把胃黏膜烧坏。但这个结论在 30 年前被

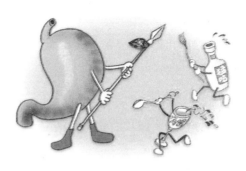

推翻，医生发现了引起溃疡的细菌——幽门螺杆菌，这种细菌在胃里面感染就会导致胃黏膜的上皮细胞坏死，然后就会烂一个窟窿。得了溃疡病不可怕，通常胃黏膜 7～10 天就能修复，胃溃疡 10 天左右可自愈。你越担心它就越不好，安心休息，适当调养，溃疡大多可以自己愈合。

促进消化的神奇胃液

胃在休息时，里面并不是空的，而是始终保持着约 50 毫升的胃液。纯净的胃液是一种无色酸性液体，酸碱度约为 0.9～1.5，正常成人每天分泌的胃液量约为 1500～2500 毫升。保持胃液的量和酸碱度对于进入胃内食物的杀菌和消化是保持胃健康条件，胃液多了少了或酸度高了低了都会出毛病。比如，过酸了就会感觉"烧心"，酸度不够食物就不能很好地消化，停留在胃里而感觉"胃胀"。胃液正常运动时应该往小肠里流，如果倒过来向食管反流，就会"烧"坏贲门和下端的食管，就叫做"胃食管反流病"。

胃里面的食物通过幽门到小肠里去，小肠里的液体是碱性的。如果幽门口关不紧，小肠里碱性液体倒流到胃里来，对胃膜造成损伤，就叫"反流性胃炎"。

胃肠年龄才是你的真实年龄

胃肠年龄即胃肠道的真实年龄。肠道是"人体第二大脑"，它是有智慧的，人体 100% 的营养和 90% 毒素要靠它吸收和排出，它还控制着人体 70% 的免疫细胞，因而胃肠道与人体"生老病死"息息相关。

每个人的胃肠道年龄与实际年龄是不同的，根据不同的生活习惯和身体质素会导致胃肠道年龄和实际年龄的差别。有的人有良好的生活作息和饮食习惯，胃肠道负荷小，生活环境佳则会到达理想的胃肠道状态，与实际年龄相吻合。

但是某些不好的生活习惯如抽烟、喝酒、熬夜、久坐、运动不足、睡眠不足、工作压力大等，不好的饮食习惯如多食肉类、奶油类、油炸类等，身体机能就可能出现问题如宿便、肝脏解毒功能差等，生活环境不佳如汽车尾气量大、食品农药残留、水质污染等都会导致胃肠道的超负荷和不正常运作，使实际的胃肠道年龄高于实际年龄。

想要保持良好的肠道健康，需要我们保持良好的生活习惯，有一个好的生活态度，让我们为自己的胃肠道健康敲响警钟，关注被忽视的健康角落——胃肠道健康！

胃如何保持其正常位置

我们知道胃是一个空腔器官，正常情况下胃位于腹腔左上方，它像一个球囊一样，具有很强的收缩性。充盈时，形似一个饱满的茄子；空虚时，缩小成小管状，与黄瓜相似。那么它是怎样维持在腹腔内正常的位置呢？

胃小弯与肝门之间有肝胃韧带；胃大弯以大网膜起始部的胃结肠韧带与横结肠相连；在胃结肠韧带之后即为横结肠系膜，两者紧密相贴；胃贲门部以膈韧带与膈肌相连，位于膈肌圆顶下方的胃底以胃脾韧带与脾相连；在胃窦部后壁有与胰体颈部相连的腹膜皱襞，称为胃胰腺韧带。以上这些韧带使得胃与人体中其他器官丝丝相连，在某种程度上起到了固定胃的作用。

当这些韧带松弛时，将会导致胃扭转或胃下垂。

特殊人群，特殊的胃

肠胃是人体最重要的消化器官，是营养吸收的核心，是人体的"加油站"。不过，随着饮食结构、生活习惯的改变，胃肠疾病的发病率逐年升高，尤其是一些特定的人群更要注意自己的肠胃健康。

酒桌族。对于不少人来说，终日辗转于酒桌上忙于应酬已成了必不可少的生活内容。研究表明：酒精可使食管黏膜受刺激而充血、水肿，形成食管炎；更会破坏胃黏膜的保护层，刺激胃酸分泌、胃蛋白酶增加，引起胃黏膜充血、水肿和糜烂，引起急、慢性胃炎和消化性溃疡，出现烧心、胃痛、胃酸、胃胀、呕吐、食欲差等症状。因此，常饮酒者要当心自己的肠胃。

上班族。上班族工作繁忙，精神压力大，平时运动量少，进食不规律，这都可能会引起植物神经的功能性紊乱，胃及十二指肠壁的平滑肌和血管就会痉挛、收缩，使胃肠组织供血不足，营养供应发生障碍，这时胃及十二指肠黏膜的抵抗力减弱，反酸、饱胀、嗳气等不适的感觉就会出现，如果长时间得

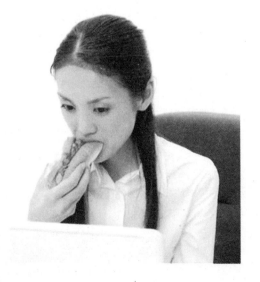

不到有效的调整，就有可能形成胃溃疡、胃炎等一系列的疾病。

出差族。因为工作的关系，不少人成了"空中飞人"。经常出差，不断面对舟车劳顿，适应不同的环境，调整作息习惯，这样就比其他人更易出现肠胃的健康危机。此外，经常出差外地还存在水土不服、饮食不得当等健康隐患，导致肠胃经常出现不适症状。

开车族。随着汽车的普及，开车族日益壮大。开车时，血液被供应到紧张的肌肉和大脑里，流到肠胃的血液不多，长时间驾车的人经常吃过饭就开始开车，时常处于这种状态，极易出现肠胃消化不良、胃痛、胃胀、嗳气等症状。出租车司机、长途运输的司机及其他专业驾驶员是这种情况的高危人群，应当平时多注意自己的肠胃功能。

老年人。专家表示，上了年纪的人由于胃肠功能的减弱，稍不注意就容易出现胀、堵、闷的情况。随着年纪的增长，老年人消化腺分泌功能降低、胃肠蠕动减弱、消化功能减退，餐后食物长时间不能消化，在胃中停留的时间过长，容易造成消化不良、胃内饱胀。胃内饱胀会使横膈的活动受阻，引起呼吸困难，增加心脏负担，严重的甚至可能出现心绞痛之类的症状。

对于患有肠胃疾病的人以及上述的特殊人群来说，家中不妨常备一些肠胃药，藿香正气系列药品中的太极藿香正气液就是一个口碑很好的调节脾胃功能紊乱、治疗脘腹胀痛、呕吐泄泻效果不错的药物。

PART 2　五脏六腑胃来主导

《灵枢·五味篇》指出:"五脏六腑皆禀气于胃。"人以胃气为本,意即消化机能在一定程度上代表病人的一般抗病能力,说明胃气在人体的特殊重要性。故在治病时,历代医家都重视要保护"胃气",所谓: 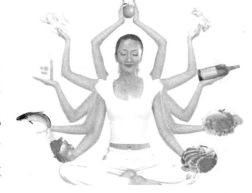 "有胃气则生,无胃气则死",强调对肠胃机能衰弱的人在处方时要尽量避免用苦寒泻下、有损于胃气的药物。指脉的胃气,脉以胃气为本,正常人脉象不浮不沉,不急不徐,从容和缓,节律一致,称之为有"胃气"。

脾胃受伤五脏都遭殃

脾胃出了问题,很可能连累五脏。中医里有一句话:"养脾胃就是养元气,养元气就是养生命",脾胃健康是决定人寿命长短的重要因素。

心与脾就像一对母子,心脏病要从脾胃治。脾负责统筹人的气血,供养心脏。一旦脾出了问题,不能益气生血,就会导致人的心血失调,引发心脏疾病。

肝与脾胃互相影响。常有病人告诉我,吃完饭还感觉饿,但肚子却是鼓鼓的,吃了胃肠药也不管用。其实,这通常和工作压力太大或情绪不好导致的肝郁气滞有关，必须先养好肝才能解决脾胃的问题。反过来，脾胃也会影响肝脏，比如脂肪肝出现的根源就在于脾胃无法良好消化食物，使得垃圾处理困难，堆积在肝脏里，从而影响肝的供血和其他功能。

脾胃虚最先影响肺。肺像个"宰相"，专门辅佐心脏这个"君主"。肺通过管理体内的气，协助心脏治理全身。然而，肺气的盛衰，取决于脾胃的强弱。脾胃虚的人往往会导致肺气虚，容易患感冒和其他呼吸系统疾病。

脾虚往往肾也虚。人的精力充沛肾气就充足。肾的精气强弱，还和人的脾胃是否健康，能否提供充足的营养滋养肾脏有关。长期脾虚会导致肾虚，表现为心里烦热、容易盗汗，或者畏寒怕冷、手足冰凉。

脾胃有三怕，一怕生，二怕冷，三怕撑。生冷的食物，如各种冷饮、生的蔬菜水果等，会带着寒气进入身体，最容易伤及脾胃。此外，脾胃最怕撑，饥一顿，饱一顿对它伤害最大。

胃是发动机，更是健康根基

胃在我们每个人身体里的作用，相当于汽车的发动机。但也有人经常说心脏是人体的发动机。

其实，心脏在人体只是一个助推器，是交换推动血液循环的一个器官，但胃就像是马达一样，是人体力量之根源，健康之基础。我们每天吃各种各样的食物，这些食物想转化成热量被人体所吸收利用，就必须要依靠胃这个发动机来消化，这正如汽油不能直接被汽车所用，而需要发动机转换一样。延伸比喻来讲的话，如果你的汽车底盘磕了，轮胎扎了，暂时都不影响驾驶，但是如果发动机出了大毛病，肯定是寸步难行。

很多朋友都有过自己或者身边有亲戚朋友住院的经历，不知道你注意到没有，有时并不是所有的病都反映在胃上，但是，几乎所有的病都与胃有关，这种关系或大或小，但医生会在患者住院过程中，特别提醒患者注意保养自己的胃。

比如，在产妇生产完，或患者刚做完手术后，医生或护士一定都会提示家属产后或术后几日注意膳食，不能食用油腻汤水，而是要食用米粥等流食。那为什么不能立马进补，还要吃这些所谓"廉价"的食材呢？

从中医的角度来看，有这么一句话说得好："存得一分胃气，保得一份生命。"意思是，只要把饮食和肠胃调整好，便可最大限度降低手术或化疗的副作用。休养期间的患者，身体机能整体下降，脾胃对大鱼大肉的吸收并不完全，容易生"火"，生"痰"，对患者来说，无异于火上浇油。

所以，这些看似"廉价"的食材，首先帮助恢复了胃的动力，调理了人体，这是健康的第一步，也是至关重要的一步。由此可见，身体就像一部汽车，若想开动起来，必须先把胃调理好，让"发动机"正常运转起来。

食物入口之后胃最忙

胃分为四部分，贲门部，胃底，胃体，幽门部。胃有吸纳食物、调和食物、分泌胃液以及内分泌机能，产生一些激素，促进肠胃活动。一般成人的胃，可以容纳 6 千克食物。当你吃的食物到达胃部时，胃将分泌大量的胃酸对食物进行腐蚀、溶化，并为进入十二指肠吸收做好准备。

胃排空食物有差异。对于蔬菜水果类，一般 3 小时排空一次；对于白色肉类，如鱼类、鸡类，大概 3.5 小时排空一次；对于混合型食物，4.5 小时排空一次；对于红色肉类，却需要更长时间才能排空一次。也就是说，猪肉、牛肉、羊肉、狗肉等等，如果晚上 8：00 点吃下去，经过 12 小时之后排空，应该是早上 8：00 点才能全部到达十二指肠。假设早上、中午又吃不少的红色肉类，你就会发现，全天你的消化系统都无法得到有效的休息，除了消化分解分泌还是消化分解分泌。所以，长年累月吃红色肉类的人群，最容易出现肠胃消化功能下降，胃酸分泌混乱，胆汁分泌失常，慢性病自然最喜欢找上门了。
当慢性病出现，病人就要服用药
物，当药物到达胃区时，胃部到处
是红色肉类的天下由于胃来不及排
空红色肉类，最终使得药物无法准
确到达目标器官，无法有效吸收并

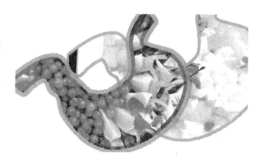

发挥药效，于是药物就会在胃的胃窦区囤积起来。一些断食疗法的临床发
现，有的病人出现呕吐时，竟然将十多年前的药物团吐出来，怪不得药物
对这些病人失去效果。更可怕的是，西药的本性呈酸性，病人由于药效没
有帮助，会认为是药的分量不足，加大了服药的分量，最终使得胃部酸度
过高，这不可避免地导致了坚强的胃黏膜、胃壁损伤或者溃疡。长期服药
人群，也表现出了体质偏酸的特性。酸性体质是最容易得慢性病的体质。
如果你不愿意放弃红色肉类，那就少吃为好，而且还要适量增加蔬菜水果
的分量予以配合。

有好胃口身体才能好

中国是讲求"民以食为天"的国家，勤劳的中国人不仅会吃，而且也
会把食物烹制得很美味。胃不好的人面对美味也只好自叹命运如此不
公了。

一个人如果肠胃不好，那么他的消化肯定不好；一个人的消化不好，
那么他的吸收肯定不好；一个人的吸收不好，那么他的全身养分肯定供应
不足，然后就表现出很多病症出来。

消化系统比如肠和胃都有黏膜组织，维生素 A 是构成黏膜组织的主要
原料，当缺乏维生素 A 时，黏膜组织就会受到破坏，因此肠胃肯定不好。
肤色发黄是严重缺乏蛋白质，蛋白质是制造胃酸的主要原料，胃酸不足，
那么你的消化肯定不好了。一个人吃很多还是很瘦，绝大部分原因是因为

身体没有吸收到养分。所以，胃不好，吃得再多也是白搭。

人体需要的营养几乎都需要经过肠胃，肠胃成为消化最重要的器官。也许你和家人准备了美味可口的食物，生菜、苹果片、鱼片粥、全麦面包、豆浆、红薯，当然还包括一杯开水。先喝杯水，再吃一勺鱼片粥，一根生菜，十分的香甜可口。此时，舌头下面的唾液腺分泌出大量的蛋白酶、脂肪酶、解毒酶等消化酶，对食物进行分解消化。你的舌头上面突出来的地方，就是味蕾，进行味觉、传递信息的。当这些食物进入你的嘴巴时，通过你的牙齿把所有的食物统统咬碎、磨均，使得味蕾得到全面的接触。味蕾将把这些食物中含有的碳水化合物、蛋白质、维生素、脂肪、矿物质、水分、非营养物质、有毒成分等等，传递给下一级的消化器官，让它们做好"接待"工作。这时，你轻轻地一吞，食物就通过食管下去，到达了胃部。胃便开始了消化吸收的过程，如果此时胃不能正常工作，就不能将食物中的营养消化吸收到人体，那么吃多少食物，人体也得不到养分。所以，拥有好胃口，才能有一个好身体，养成良好的饮食习惯是养胃的关键。

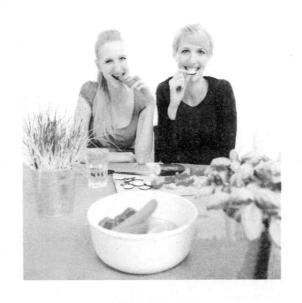

胃也有自己的"作息时间表"

我们的身体器官如果不肯好好工作，说到底是因为我们对它们太不尊重。就像我们每天朝九晚五地工作一样，我们的身体也有天生的"作息时间表"。

人的身体真的是一个非常奇妙的结构，各个器官之间配合得严丝合缝，不管是在时间上还是功能上都是这样。所以任何一个环节的变动，都会引起一连串的连锁反应。

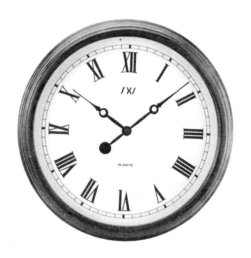

有时候我们避免不了会迟到早退或者加班，也会有不按身体器官作息时间表行事的时候，这在年轻人身上体现得尤其明显。迟到、加班都会对工作产生一定的后果，那违反器官的作息时间呢？也一样要付出代价。

根据中医理论，每天分为十二个时辰，每个时辰都由一个脏器起主导作用，这时候它最活跃。过了这个时辰，就由别的脏器当班，它也就渐渐平静下来或者去休息。

比如，每天晚上的9点到11点，也就是一天的最后一个时辰亥时，是三焦经免疫系统排毒的时间，这时候不应该过于劳累，好让淋巴专心排毒；11点到凌晨1点，也就是子时，这是一天的开始，是肝脏系统排毒的时间，人们应该熟睡。

中医认为，体内有毒就会百病生。那么胃排毒的时间是什么时候呢？辰时，也就是早晨7点到9点，这时候胃经最旺，肠胃会给自身排毒，同时由于它们非常活跃，所以是调理肠胃功能的好时机。在这个时间段里，胃会保持一个非常开放的状态，愉快地接纳你给它的食物并且最好地消化吸收。

这也就意味着，早餐是非常重要的。这也是为什么我们一再强调早餐的重要性。西医认为，一日三餐中，从早餐吸收的营养占到50%。午餐和晚餐吃得再多再好，胃如果吸收得不充分也是浪费。也就是说在胃最为活跃的辰时，如果你能为身体补充足够的养分，一天都会神采奕奕。

此外，虽然辰时的胃最为活跃，这时候最适合养胃，并不意味着只要关注这个时辰就好了。在一天中的其他时间，它依然是在努力工作，只是不像辰时那样是由它主导而已。工作着的胃，依然有自己的作息时间。

在人类长期进化过程中，我们形成了规律的生物钟。到了每天该进餐的时候，胃会自动开始收缩扩张，以提醒我们身体该进食了。可是假如我们不按时吃饭，让胃独自空等，时间久了，强酸性的胃酸就会腐蚀胃壁，让胃越来越薄。

一般来说，每一顿饭，食物在胃中停留的时间是4个小时。当然根据个人体质差异，这个时间会相应增长或者缩短，我们这里取的是平均数值。那么大概每隔5～6小时进餐会比较适宜，这样可以让胃有一定的休息时间，又不会让它过于饥饿。

所以古人"饔飧而治"，跟他们"日出而作，日落而息"的作息时间相配合，还是非常适宜养生的。现代人不太可能做得到，但我们也要尽可能地配合身体各器官本身的作息时间，不要让它们过于劳累、无所适从。

现代人做不到"日出而作，日落而息"，给作息时间打个折扣也就罢了，还常常"逆自然"而动。现在很多年轻人就是这样，包括还在读中小学的孩子，他们的家长本身也有这样的坏习惯，晚上不睡觉，白天不起床。更要命的是，坚持不吃早餐，却喜欢吃宵夜。

一般来说，晚上8点以后再吃东西就算是宵夜了。尤其是进入亥时，胃就需要休息了，直到辰时它才开始"醒来"。假如在它需要休息的这个时段开始大吃特吃，让胃不得不强打精神工作，时间久了它一定会累病的。胃这个"大皮囊"虽然很结实，但在它应该工作的时候你没有给它安排合适的工作，没有添加足够的"燃料"，让机器"空转"，而在最不应该工作的休息时间，你却强制命令它"加班加点"。长期如此，不出几年，肠胃系统将会全线崩溃，到时候后悔就来不及了。

所以，对于胃，我们一定要顺应它的作息时间。该吃的时候一定要吃，不该吃的时候就一定不能吃。偶尔出现一些例外不要紧，因为人的身体不是那么死板的，它有一定的灵活性，可以调整自己的生物钟，但再灵活也总是需在一定范围之内的，不可以阴阳颠倒。正所谓"道法自然"，逆自然规律而动，会让身体消耗过多精气神，等到年岁大了就会尝到种种苦果。

PART 3　别把胃病当小病

　　每10个人中就有8人患有不同程度的胃病。由于受到某些刺激，使一些原本患有胃病的患者旧病复发，严重的还会引起胃出血、胃溃疡等并发症。胃病病人经常遭受胃痛、胃胀、烧心、反酸、恶心、呕吐、嗳气、食欲不振等各种症状的困扰，胃病不除，病人非常痛苦。胃病危害健康，必须积极治疗，治养结合。

　　专家提醒，胃病不但影响工作、生活和情绪，而且胃病还具有遗传性和传染性，对家人及后代是一个潜在的威胁。因此专家发出呼吁，如果你出现了胃痛、胃胀、胃酸的症状，应时刻警惕胃病威胁你的健康。别把胃病当小病，根治胃病刻不容缓。

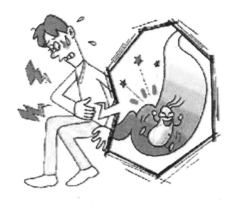

"胃胀气"可怕吗？

　　胃胀气是怎么回事？胃胀气是胃肠道出毛病的一个表现，当过量气体存在于胃肠道内时，人就会有胀气的感觉。当胃、十二指肠存在炎症、反流、肿瘤时，就会使胃的排空延缓，使食物不断对胃壁产生压力；同时，食物在胃内过度发酵后产生大量气体，使胃内压力进一步增高，因而就会出现上腹部的饱胀、压迫感，即胃胀气。胃胀气是常见的肠胃症状，在日常生活中，我们经常可以听到有人说吃完饭胃胀气或者吃不下饭。

胃胀气会导致每天早起或者饭前、后有打嗝现象，并有气体喷出，对身体损伤极大，吃不下饭、肉、鸡蛋、凉物、米（大米、小米）粥均不能下咽，身体消瘦，精神抑郁，神经性的头疼和胸闷，伴以乳房忽冷忽热。

胃胀的危害一般是饭后饱胀，嗳气，坐卧不安，茶饭不思；毒素吸收，肠腔内潴留的食糜在细菌的作用下发酵腐败，产毒产气，被机体吸收，加重病情；影响呼吸，腹腔胀气，横膈升高，胸腔变小，肺呼吸功能受到限制，可引起呼吸困难；还会出现多见胁痛、胸闷、脘胀、嗳气、妇女月经不调等症。普通的胃胀气并不可怕，只要在生活中加以注意，及时调养就可以了。但是，如果出现症状后还不引起注意，依然我行我素的话，就会产生严重的后果，甚至会损伤食道，牙齿等部位，甚至会增加食道癌的发病几率。

胀气是胃肠道出毛病的一个症状，张嘴咀嚼、边吃边说话、狼吞虎咽（同时吃进许多空气）、边吃饭边喝汤（将胃中的消化酶冲下消化道）等都容易造成消化问题带来胀气。消化不良、胃病也会伴随胀气；食物过敏也可能是造成胃胀气的原因，它使食物在结肠发酵，产生氢气及二氧化碳；糖类食品含有细菌，是产生胀气的主要来源；生活压力、情绪紧张、缺乏消化酶等，均可能引起胀气。

胀气的主要原因是消化系统无法吸收某类碳水化合物。豆类容易引起胀气，甘蓝菜、绿花椰菜、洋葱、白花椰菜、全麦面粉、白萝卜、香蕉等也容易产生胀气。胃胀气大部分是饮食所引起的，首先必须改变饮食习惯，吃东西时要细嚼慢咽，而且不要一次吃得太多、太撑，建议少食多餐。

不少人因为吃饭的习惯不好，很容易被胃胀气缠身，胃胀气让人

"一肚子气",想要有效消气,就要睡觉前的 3 小时或者每天晚上 8 点过后就不再吃东西,无论是夜宵还是零食,因为此时晚餐吃的食物尚未消化完毕,而且肠胃蠕动也逐渐减缓。养成晚餐只吃 8 分饱的好习惯,减轻肠胃负担,避免引起胃胀气。

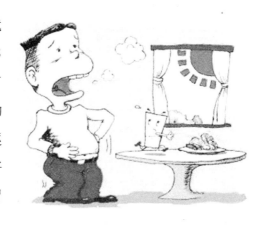

"胃排空"是怎么回事?

食物由胃排入十二指肠的过程称为胃排空。胃排空因其参与了许多疾病的病理生理过程,并已成为干预药物代谢的目标之一而愈来愈受到人们的重视。

胃的排空一般在食物进入胃后 5 分钟开始。胃排空的具体过程:食物刺激胃壁是促进胃排空的动力,当幽门括约肌开放,胃运动加强,胃内压大于十二指肠压时,胃内容物即可进入十二指肠。而进入十二指肠的胃内容物通过肠壁的各种感受器,反射性引起胃运动减弱,排空减慢,对胃的运动和排空起抑制作用。当进入十二指肠的盐酸被中和,消化的食物被吸收,对胃的抑制作用便逐渐消失,胃的运动又逐渐增强,直至另一部分胃内容物被排到十二指肠。所以胃的排空是间断进行的。不同食物的排空速度是不同的,与食物的物理性质和化学组成有关。固体食物的排空速率比液体慢得多,切碎的、颗粒小的食物要比大块的食物排空快。固体食物的排空与热量大小成反比。一般糖类食物在胃停留 1 小时左右;蛋白质类停留 2~3 小时;脂肪类食物停留 5~6 小时以上。一般情况下,对于混合性食物,胃完全排空的时间约需 4~6 小时。

影响胃排空的因素基于十二指肠与胃两边的压力梯度,在近幽门区有一高压带长 1～3 厘米，当静息时其内压比胃窦内压和十二指肠内压都高 5 毫米汞柱或更多。静息时，十二指肠内容物不能倒流入胃而胃内容物亦不会通过此高压带。当蠕动波向胃窦接近时，高压带松弛，压力暂时下降，液体和部分食糜从胃入十二指肠。

食物的质与量影响胃的排空，溶液或小颗粒悬浮液较固体物排空快，不能消化的固体物在消化期间不能排入十二指肠。酸性食糜延缓胃排空。脂肪酸延缓胃排空，其脂肪酸链长度与抑制程度有关，10～14 碳长链脂肪的抑制作用最大。每单位食物所含热量亦与胃排空有关，热量高者排空慢，而具相等热量的脂肪，蛋白质和糖的胃排空率相似。

胃排空受神经与体液的调节，十二指肠内不同的刺激能反射地引起幽门收缩，增加十二指肠压力，阻止食糜进入十二指肠，这是在迷走神经参与下进行的。体液调节中，脂肪进入十二指肠引起肠抑胃素分泌，抑制了空胃活动和消化期胃蠕动。脂肪对幽门区抑制以幽门窦最明显，甚至倒转两边的压力减低了胃运动，同时增进了幽门收缩，使胃排空变慢。胃泌素、促胰液素等亦可延缓胃排空。

因此，在饮食时应该细嚼慢咽，不宜多食脂肪，以利于胃排空，减轻胃的负担。

"胃动力"到底指什么？

胃动力指的是胃部肌肉的收缩蠕动力，包括胃部肌肉收缩的力量和频率。胃动力不足，就会"消化不良"。胃动力障碍是造成非溃疡性消化不良的主要原因。造成胃动力障碍因素包括精神情绪变化、胃分泌功能紊乱、功能性消化不良等。当人的胃动力出现障碍时，会发生上腹胀满、易饱、饭后腹胀、恶心、呕吐等消化不良症状。

早饱、腹胀等症状会影响患者正常进食，也会影响机体对正常营养物质的吸收。此外，胃排空减慢可导致食物在胃中滞留时间延长，胃酸分泌增加，进而造成黏膜损害，久而久之，容易产生胃炎。胃炎会进一步促使胃动力减缓，由此造成恶性循环。

　　进食过多的萝卜、土豆、红薯、板栗等食物，暴饮暴食，饮食过量，使胃的负荷超过常态，胃部肌肉蠕动力量不足，胃不能按时排空，胃内积存食物过久，会导致胃动力不足。不良生活习惯，如吸烟过度会使幽门括约肌松弛，造成胆汁反流，饮酒使胃黏膜受损，也会引起胃动力障碍。

　　应有规律地进食、定时三餐，尤其不能忽略早餐。随着现代生活节奏的加快，很多人忽视早餐，甚至不吃早餐，也有人左手一袋牛奶，右手一个包子，匆匆对付两口了事。日复一日，就会出现早饱，即吃的食物量少于正常进食量且产生"饱"的感觉，这就是"胃动力"出了问题了。不能暴饮暴食，应该每餐少吃一些，七分饱是最好的食量。不能过于刺激。要尽量避免一些过烫、过辣、过酸等刺激性强的食物，并少吃脂肪含量高的食物。注意加强营养和锻炼，以提高身体的抵抗力。运动既消耗了体内的能量，又刺激了胃肠道的蠕动，对促进胃动力，改善胃的功能状态有良好作用。用餐后不要立即躺下，避免睡前吃东西。建立起如上所建议的健康的生活及饮食习惯，才可使胃动力常盛不衰。

　　此外，善待天枢穴也可以增强胃动力。天枢是胃经上的一大要穴。位于肚脐旁2寸处，与肚脐同处于一条水平直线上，左右各有一穴。从位置上看，天枢正好对应着肠道，因此对此穴的按揉，必然会促进肠道的良性蠕动，增强胃动力。在具体按揉时，可以采用大拇指按揉的方法，力度稍大，以产生酸胀感为佳。

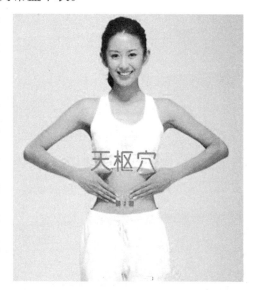

天枢穴

口臭和胃有关吗？

很多朋友说每天口腔保健做得很到位，口腔卫生很好，牙齿、牙周组织也很健康，为什么还是有口臭呢？胃肠道疾病就是一个常见原因。

从中医角度来说，脾胃不好，易生百病。现代这个社会上生活、心理方面的长期过大的压力或者情绪低落，劳倦过度的不良生活方式以及暴饮暴食、过度节食等不良饮食习惯，这些方面都会造成胃肠道功能减弱、脾功能衰竭，胃肠消化不良，大量代谢废物不能排出体外，在体内愈积愈多，而且会形成毒素进入血液循环，引发各种疾病。而肠内的食物残渣长时间的堆积就会湿热内结，"胃热上攻"，浊气上溢，导致口腔异味。

口臭一是口腔有异味，就是口腔清洁不到位导致。二是与肠胃有关系。如果肠胃功能不好，就会有口臭。肠胃属于人体的消化系统，一些肠胃疾病如肠胃炎、胃溃疡、胃酸分泌过多等，都可能产生口臭。胃里的东西反胃时就会有恶心的气味返回口腔。这不仅关系到自身健康，还很容易影响到跟家人、朋友、同事的交流。

口臭和胃有直接关系，通常情况下口腔除了溃疡外，不应有任何异味。大多数的口臭都是胃火旺盛造成的，胃火口臭多由火热之邪犯胃所致，食积口臭多由过饱伤胃、缩食停滞胃中引起，虚热口臭多由阴虚生内热所致，可以多吃点温和去火的食物和水果，例如绿豆汤、

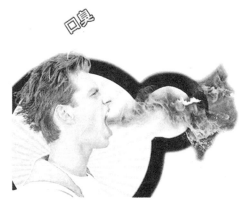

火龙果、梨、藕等等。要注意饮食，调整饮食结构，尽量避免吃冰冷、油腻、刺激性及不易消化的食物。

胃部不适是怎么回事

现代人生活节奏快，工作压力大，许多人有或轻或重的肠胃不适症状。常见的胃部不适症状有胃痛、反酸、胃灼烧等。

胃痛（或上腹部疼痛）：多由于胃酸刺激胃黏膜（可能是胃酸分泌过多，也可能是胃黏膜对胃酸的敏感性增加）而产生的症状；由变质食物等引起的细菌感染造成的急性胃炎，是疼痛的原因之一。

反酸：胃内酸性内容物反流造成，也可能是由于胃酸分泌过多引起，较常见于功能性消化不良、反流性食管炎、胃及十二指肠溃疡以及慢性胃炎。

胃灼烧：胃酸分泌过多或胃黏膜对酸的敏感性增加而引起。此症状较常见于功能性消化不良、反流性食管炎、胃及十二指肠溃疡以及慢性胃炎。

造成胃部不适的原因主要有以下几个方面：

1. 饮食不卫生。有些病菌于肠道中会产生毒素，造成急性胃肠炎等胃肠道疾病。

2. 吃得太快。这会使咀嚼不到位，造成消化液和食物不能充分搅拌混合，因而不能进行充分的消化分解，对肠道造成伤害。

3. 生理年龄老化，造成肠道消化器官机能退化。

4. 吃得太油腻，造成肠道不易消化。高蛋白质或高脂肪的饮食，易造成肠道菌群改变，不利于有益菌存活。如果油腻食物摄入过多，体内脂肪酶和蛋白酶就会不堪重负，直至耗竭。

5. 吃太多药物，造成肠道有益菌群不能生存，从而减弱消化能力。

6. 生活作息不正常。进食不能定时定量，会造成肠道过于饥饿或过于饱食，导致肠道动作异常，长期可以使胃肠负担过重。

7. 饮水量太少或纤维素食物进量太少造成便秘，增加了继发结肠癌的可能性。

8. 压力过大直接影响生理功能就是肠道功能异常。如胃酸过多、减缓蠕动或加快蠕动等。胃酸过多会损伤胃黏膜，加快蠕动会造成频频腹泻，减缓蠕动会造成腹胀。

如果胃部不适症状的出现是由于饮食习惯等引起的，可以通过纠正饮食习惯来缓解胃部不适，如果是由消化系统疾病引起的，最好引起重视，及早去医院做相关检查，做到及早诊治。

PART 4　看看你的胃是否有毛病

　　肠胃疾病大都与我们不良的生活和饮食习惯有关,特别是在夏天,人们饮食一不注意就很容易发生肠胃不适,出现上吐下泻等症状。其实肠胃疾病发生前也有一些征兆。

　　胃肠病是常见病多发病,总发病率占人口的 20% 左右。年龄越大,发病率越高,特别是 50 岁以上的中老年人更为多见,男性高于女性。如不及时治疗,长期反复发作,极易转化为癌。胃肠病历来被医家视为疑难之症,一旦得病,应及时治疗、按时服药,才能控制或治愈。种类繁多的消化道疾病常常没有典型的症状,故而常常被人忽视。肠胃疾病多凸显于饭后,人们应仔细注意饭后有无明显症状出现,注意体会、自检,及时发现胃肠疾病,以得到及早治疗。

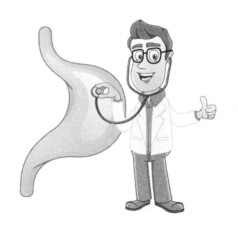

1 分钟快速测试胃的健康状态

　　现代人由于快节奏的生活以及强大的工作压力,大部分人的胃都处于亚健康状态。偶尔的胃疼,偶尔感到的胃酸反流,偶尔腹部传来的胀痛……这一切是不是都在说明我已经得了胃病呢?对自己胃部情况不了解的人们，就来看看我们特别为您提供的一分钟小测试吧，希望你在繁忙之余关心一下你的胃，更希望我们的测试能给你带来帮助。

Q：您是否有过胃部反酸的感觉？

从不 0 分

1 - 2 次/每月 4 分

1 - 2 次/每周 8 分

3 - 5 次/每周 12 分

6 次以上/每周 16 分

Q：您是否有过上腹部疼痛或感到上腹部不适？

从不 0 分

1 - 2 次/每月 2 分

1 - 2 次/每周 4 分

3 - 5 次/每周 6 分

6 次以上/每周 8 分

Q：您有无腹胀现象？

无 0 分

1 - 2 次/每月 2 分

1 - 2 次/每周 4 分

3 - 5 次/每周 6 分

6 次以上/每周 8 分

Q：您是否经常感到心窝部有烧灼不适的感觉？

无 0 分

1 - 2 次/每月 4 分

1 - 2 次/每周 8 分

3 - 5 次/每周 12 分

6 次以上/每周 16 分

Q：您是否有咽喉炎，每年发作频率？

从不 0 分

偶尔 2 分

经常 4 分

长期 6 分

Q：您的慢性咳嗽经药物治疗后是否有所缓解？

疗效很好（或无咽喉炎）0 分

尚可 2 分

一般 4 分

差 6 分

Q：您有胃部气体不顺而后返升的现象吗？这种气体常伴有不消化的异味和一定闷浊的声音。医生称为嗳气。

无 0 分

1－2 次/每月 2 分

1－2 次/每周 4 分

3－5 次/每周 6 分

6 次以上/每周 8 分

Q：您是否抽烟？

从不 0 分

偶尔 2 分

经常 4 分

长期 6 分

Q：您是否饮酒？

从不 0 分

偶尔 2 分

经常 4 分

长期 6 分

Q：您是否经常三餐不规律？

非常规律 0 分

比较规律 2 分

不太规律 4 分

通常不规律 6 分

Q：胃部感到不适时，您会怎么做？

根据医生建议选择适合自己的胃药 0 分

不采取特别措施，但会比较注意良好的护胃习惯 2 分

有自己的秘方，比如一些食疗的方法忍住，严重了再吃药 4 分

随便吃药或不管它，习惯了 6 分

Q：您是否定期进行健康体检？

1 次/1 年 0 分

1 次/2 年 2 分

1 次/3 年 4 分

1 次/3 年以上 6 分

分数评定及结果

0～8 分恭喜！您的胃基本健康。

您的胃酸指数为：1 级。您的胃酸不多不少刚刚好。建议：唯一的建议就是保持良好的护胃习惯，常伴您一个健康的胃。以下事项请您千万别忽略，否则您的胃也很有可能会出现问题。

1. 避免刺激性食物；

2. 避免暴饮暴食；

3. 保持充足的睡眠；

4. 注意适度的运动；

5. 避免过度紧张。

10～28 分小心！您的胃有点小麻烦啦！

您的胃酸指数为：2 级。您的胃酸多了点，但还在生理性泛酸范围之内。生理性泛酸不需要特殊治疗，只要消除诱发的因素即可解决。也就是

说，您需要注意日常的饮食，避免刺激性物质。除饮食要注意外，烟酒限制、保持充足的睡眠、适度的运动及消除过度的紧张，这些是基本有效的方法。建议：赶快多关心关心您的胃吧，学习些护胃知识，培养起良好的护胃习惯啦！今天开始，您要开始采取一定的积极措施，否则您的胃会出现更严重的问题。

1. 尽量少抽烟甚至戒烟；节制饮酒；

2. 避免刺激性食物；

3. 避免暴饮暴食；

4. 保持充足的睡眠；

5. 注意适度的运动；

6. 避免过度紧张。

30分以上麻烦！您的胃让人有点担心！

您的胃酸指数为：3级。您的胃酸明显过多，属于病理性泛酸。病理性泛酸除了要寻找病因外，请照医生指示服用制酸的药物，以抑制胃酸分泌过多，从而促使胃肠功能趋于正常。同时也请培养良好的护胃习惯，以配合治疗。建议：千万别再大意。要立即行动起来，以免胃健康状况进一步恶化。

1. 戒烟、酒、浓茶、咖啡、辣椒和咖喱；

2. 忌食酸性食物，少吃糖类；禁用肉汤、鸡汤以及过多的鲜味食品；

3. 禁止刺激性食物；禁止暴饮暴食；

4. 保证充足的睡眠；

5. 保证适度的运动；

6. 忌过度紧张。

（以上建议仅供参考）

大便是自我检测肠胃的法宝

在日常生活中，我们通过观察自己排泄大便的颜色、形状、气味、次数等状况，在一定程度上可以了解我们体内肠胃的健康程度。

很多人会说："金黄色的香蕉便就是健康的大便。"因为健康的大便通常能够很润滑地从肛门排泄出，形似香蕉，感觉顺畅，没有残留便意。然而，事实上许多人的大便都不是金黄色的，它的颜色取决于摄入的食物种类等其他因素。

就饮食而言，如果碳水化合物含量丰富的食物（如玉米、稻米、薯类等）吃多了，大便多呈黄色，而蛋白质含量丰富的食物（如奶类、禽畜类肉、蛋类等食物）吃多了，大便多呈褐色。一般来说，黄色和褐色的大便都是健康的。而如果吃绿色蔬菜多了，叶绿素含量高，大便会呈绿色。

一旦大便颜色异常，就要引起重视，因为这很有可能意味着你的肠道健康出了问题。例如，如果大便呈现黑色柏油状，则很有可能意味着你的胃或十二指肠等部位有溃疡、出血等症状。此外，暴饮暴食后连续呕吐，或食道和胃黏膜交界处血管破裂出血时，也能见到柏油状黑便。事实上，服用某些药物也会导致大便呈现黑色，这种情况不必过于紧张。

专家表示，现在许多年轻人和老年人一般都不注意观察自己的排便情况，因此，当这部分人到医院就诊时，消化道出血的情况实际上已经持续了一段时间。

此外，通过观察大便的形状，也能及时了解肠胃状况。正常的大便应为圆柱形，较软，而异常的形状包括：太硬、太烂甚至呈黏液或水状。

大便干硬，意味着食物残渣在大肠内停留时间过长；大便稀烂，有可能是胃肠功能紊乱，肠蠕动过快等原因所致；大便呈糊状，则多见于胃肠消化不良等原因；而如果大便呈水样等液体状，则有可能是急性肠炎或细菌感染性腹泻等所致。

专家提醒，偶尔发生的大便形状改变，可能跟某次进食不当等原因有关，不必过于紧张。而如果大便持续呈现异常性状，最好到医院做相关辅助检查，及时排除患相关肠胃疾病的可能性。

正常情况下，人体排便间隔应是每天一次，或隔天一次，排便时间一般不超过 10 分钟。而上了年纪的老人由于胃肠蠕动功能不好，在排便时间、间隔、次数上都会稍微长一点。

专家表示，大便的性状和次数异常，有时候是器质性疾病，即某个器官的某个部位出了问题，有时候可能是功能性问题。我们在日常生活中应该养成良好的排便习惯，注意留心观察自己的排便习惯和大便状态，一旦发现异常，最好第一时间去找相关专科医生咨询。

从五官看出胃健康

脾胃不好的人，从外表上就能看出来。有的人面色苍白，口唇没有一点光泽；有的人过于消瘦，好像一阵风就能吹倒了；有的人很胖，看似体格庞大，但一点都不结实；还有的人说话有气无力，精神不振，年纪轻轻却未老先衰……多是由于他们的脾胃功能受损所造成的。因此，要知道脾胃好不好，可以看以下几个部位。

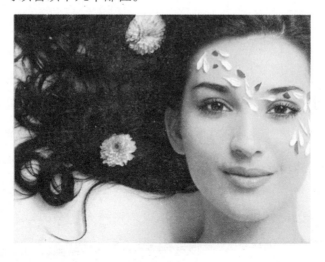

从耳朵看脾胃。耳朵位于清阳交会的头面部，是清阳之气上通之处。肾开窍于耳，《灵枢·脉度》中指出："肾气通于耳，肾和则耳能闻五音矣。"肾是先天之本，它离不开后天之本脾胃的滋养，假如一个人的脾胃虚弱，气血生化乏源，肾精必亏，耳窍失养，就会出现耳叫、耳聋等问题。脾虚气弱，水湿不能正常运化，致使内生痰浊，耳道闭阻也会出现耳叫、耳聋等症状。

从口唇看脾胃。《黄帝内经》中指出："口唇者，脾之官也""脾开窍于口""脾之合肉也，其荣唇也"。这说明脾开窍于口，脾胃有问题有时就会表现在口唇上。一般来说，脾胃很好的人，其嘴唇红润，干湿适度，润滑有光。反过来说，假如一个人的嘴唇发白、没有血色，显得非常干燥，且有爆皮、裂口子的现象，则表明他的脾胃不好。中医以为涎与唾合称为口水，下文我们还将有具体论述。《黄帝内经》中指出"脾主涎"，这个"涎"是脾之水、脾之气的外在表现。一个人的脾气充足，则涎液能正常传输，帮助我们进行吞咽和消化，但它会老老实实待在口腔里，不会溢出来。一旦脾气虚弱，脾本身的固摄功能失调，"涎"就会不听话了，比如在睡觉时会流口水，也就是我们常说的"流哈喇子"。为什么小孩子爱"流哈喇子"？由于小孩子的身体发育还没有成熟，脾胃本身还弱，所以爱"流哈喇子"。假如经常性地"流哈喇子"，我们可以从健脾进手，进行调理。

从鼻子看脾胃。中医以为，肺开窍于鼻，而胃经起于鼻部，因此脾胃的经脉与鼻窍也是相连的。一个人的脾胃功能失调导致水谷精微无法上输濡养鼻窍，而引起鼻腔干燥，有时还会引起嗅觉失灵、流清鼻涕、鼻子出血等题目。这种情况多是脾胃虚弱，气津不足，脾气不能摄血或肺虚火上冲鼻窍所致。此外，一般鼻翼发红的人多是有胃热。除了鼻翼发红外，还伴有轻易饿、口臭、牙龈肿痛等症状。其根本原因在于脾的运化能力不足，使食用品蕴积滞留于胃，食用品积久化热、化腐所致。假如鼻头发青，并伴有腹痛，也说明脾胃功能不好。青色为肝木之色，肝气疏泄太过，横逆冲犯脾胃，会影响脾胃的消化功能。这时我们可以多推拿太冲、足三里等穴，以舒肝健脾。

从眼睛看脾胃。肝开窍于目，而目之所以能看东西，全赖于肝血的濡养，而脾胃又是气血生化之源，脾主统血，所以肝血是禀受于脾胃的。一个人的脾胃功能失调轻易引起视力疲惫、视物模糊、眼睛红肿、眼睑下垂等题目，并伴有食欲不振，大便淡薄，舌淡，脉缓弱无力等症。这多与脾气不足、清阳不升、目失所养有关。

从舌苔看出胃病。舌苔，可以看出疾病，可是你也许不知道舌苔可以看出一些胃病问题。胃病患者如果仔细留意自己的舌苔，常会发现一些与众不同之处：有的特别厚腻、有的发黑、有的发黄、有的剥落。事实上，舌苔变化确实能反映疾病尤其是一些脾胃病的规律。一个人如果常年舌苔很厚，而且有口气，一般说明胃有点小问题。如果目前没有其他不舒服的感觉，可先从饮食起居调养入手。经过一段时间的调养，异常舌苔和口气有望自愈。舌苔发黑、黏腻，如果仅见这种异常舌苔而舌边尖呈正常的淡红色，且无其他明显不适，有时属于"染色"现象。以上情况不属病态，不必紧张。但平时胃病较重的患者观察到黑苔就要警惕，如果舌边尖呈深红色，甚至发青发紫，说明病情加重，应及时到医院就诊。有的人舌面上的舌苔出现不规则的一块块"地图样"改变，有的地方有薄苔，有的地方光滑无苔，这叫"地图舌"。此类舌象者如无任何不适感觉，多属生理性改变，不需治疗。如果长期有胃病或其他慢性病，以前从未见这样的舌象，出现"地图舌"则多属阴虚表现，需及时就医。还有的人舌面上出现许多"裂纹"，多数无舌苔，称"裂纹舌"，如无不适感，亦属生理性的，不需治疗，如在重病后出现裂纹舌，舌红无苔，且有不适感，亦属阴虚，需配合药物治疗。有的人身躯肥大，舌体也胖大，舌边有齿印，舌苔薄白，如无明显不适，则属太胖的缘故。中医理论认为"胖人多痰湿"，胖人的脾胃运化功能相对不足，食物的消化吸收易出现障碍。这些人要少吃油腻不易消化的食物，多吃蔬菜、水果和清淡食物，适当运动。如果舌苔白厚腻，舌边有齿印，不欲饮食，腹胀满，便溏薄，则属痰湿过盛，在进清淡易消化食物的同时应配合药物治疗。有的人几天不解大便，口臭、舌苔厚、舌边尖红、尿黄，此属胃火盛。胃中火热内盛，浊气上逆、熏蒸口舌，故出现口臭、舌苔发黄、热伤津液、肠道失润，故出现大便干结。此时可服用大黄、黄连、黄芩、山栀之类中药清热泻火，在饮食上需忌酒、忌食辛辣热性食物，如辣椒、羊肉等，多吃蔬菜、水果和清淡食物，多喝水。

看手掌知胃病

手软如骨，听起来好像挺好的，但是，手软的人脾胃大多很差。

如果不经常干活，但手又特别容易长老茧的人，说明这个人代谢功能不好，脾胃功能差。大多数人的手都软硬适中，而有的人手特别软，软如无骨。这样的人，大多思虑过多，思虑多则伤脾胃，因此，手软的人脾胃大多都很差。

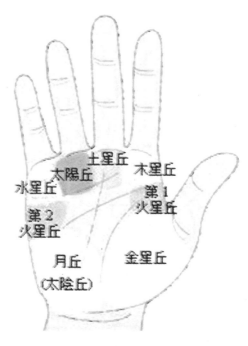

职场中人的生活节奏快，工作压力大，精神紧张，容易出现食欲下降、消化不良等症状。严重者，积劳成疾，演变成胃炎，可就到了麻烦的地步了。所以，一旦患胃病不能掉以轻心。

那么，如何发现自己是不是有胃病呢？这里教你一个简单的办法，我们可以从手上得知。一般来说，金星丘不发达，而且生命线上出现链状纹的人，大都有胃病的历史，此外，在食指靠近中指的下方及木星丘（食指下）和第一火星平原（手心）处，出现暗黑色，也是胃病的征兆。生命线起点一带、金星丘（无名指下）上部都是和胃相对应的，如果这部分变为浅黑灰色，也表示胃部可能有了毛病。

看肚脐就知道胃的好坏

肚脐是妈妈留给孩子的一道伤疤，同时也是一种恩赐。在中医学中，肚脐被称作"神阙"，为治病之要穴。

临床医学发现，肚脐的位置、形状可提示出身体的健康情况。比如，肚脐偏左的人，可能易出现肠胃功能不佳、便秘等问题；肚脐偏右者一般容易患肝炎、十二指肠溃疡等疾病。如果肚脐向上延长，几乎成为一个顶角在上的三角形，则表示胃、胆囊胰脏功能不佳；肚脐向下，一般提示易受胃下垂、便秘、慢性肠胃疾病及妇科疾病的困扰；肚脐若为正圆形，则表示身体健康，脏腑功能良好。有些人的肚脐浅小，一般提示此人身体虚弱，内分泌易出现紊乱。另外，当腹部有大量积水或卵巢囊肿时，肚脐就会向外突出；肥胖或腹部发炎时，肚脐会向内凹陷。

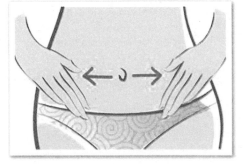

人体肚脐周围是小肠或胰腺神经通路的感应部位。所以，肚脐周围疼痛也常会反映出小肠或胰腺的病变。肠道寄生虫病和少数早期阶

段的肠道炎症也表现为脐周疼痛，但后者通常是钝痛性质，位置比较含糊不清。

肚脐十分柔弱，所以，日常要注意卫生，尤其天气转热，汗流量变大，身体污垢更易随汗液流入肚脐而沉积。建议常用温水轻擦脐周及脐眼，另外，还要防止脐部着凉。

第二篇　再忙也要照顾好自己的胃

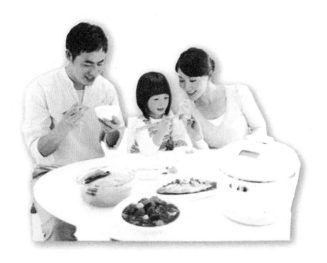

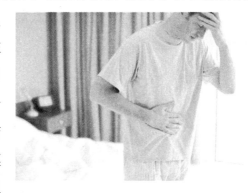

PART 1 胃病常识

所谓胃病，实际上是许多病的统称。它们有相似的症状，如上腹胃脘部不适、疼痛、饭后饱胀、嗳气、反酸，甚至恶心、呕吐等等。临床上常见的胃病有急性胃炎，慢性胃炎，胃溃疡，十二指肠溃疡、胃十二指肠复合溃疡、胃息肉，胃结石，胃的良恶性肿瘤，还有胃黏膜脱垂症，急性胃扩张，幽门梗阻等。患上胃病一定在生活上要注意，以免造成更严重的危害。

胃病家族的详细档案

我们人体的胃部是非常重要的一个器官，我们吃进去的东西都是需要靠胃部来消化的。胃部直接面对任何吃进去的东西，所以经常是受到这样那样的刺激，胃部比较敏感，容易出现毛病，我们把胃部出现的所有疾病都统称为胃病，所以胃病不是一种疾病，而是一类疾病。胃病的宗族成员较多。常见的胃病宗族成员有急性胃炎、缓慢胃炎、胃溃疡、胃息肉、胃癌、胃下垂、胃出血、胃黏膜脱垂等。下面，就让咱们翻开胃病宗族的档案，来打听一些常见胃病，以便做到知己知彼，百战不殆。

1. 急性胃炎。急性胃炎是因为饮食不妥惹起的胃部炎症，以夏、秋两季发病率较高，潜伏期为 12 ~ 36 小时。沙门氏菌属是惹起急性胃炎的首要病因。要对急性胃炎"验明正身"并不难，做一下大便惯例查看及粪便培育，再通过验血若发现白细胞计数反常，就可以确诊了。急性胃炎有一个爪牙，它们常常"协同作案"，它就是急性肠炎，合称急性胃肠炎。患者多表现为厌恶、吐逆在先；继以腹泻，每日 3 ~ 5 次，乃至接连数 10 次不等，大便多呈水样，深黄色或带绿色，恶臭，可伴有腹部痛苦、发热、全身酸痛等表现。得了急性胃炎就要尽量卧床歇息，口服一些淡盐水，以避免脱水。及时服用止泻药，还可恰当选用有针对性的抗生素，如中医药医治可用藿香正气水、保和丸、香连化滞丸、人参健脾丸等。

2. 缓慢胃炎。缓慢胃炎也是一种常见病，多发病。中年以上好发病，并有随年纪增长而发病率升高的倾向。其发病率在各种胃病中居首位。它有两"兄弟"：缓慢非萎缩性胃炎、缓慢萎缩性胃炎。缓慢胃炎的发病要素许多：急性胃炎的遗患，刺激性食物和药物的影响，过度吸烟，十二指肠液反流，免疫要素，感染要素（如幽门螺杆菌感染）等。胃液剖析、血清学检测、胃肠 X 线钡餐查看、胃镜和活安排查看（这是诊断缓慢胃炎的最好办法）等，查看手法可以协助清晰诊断。大多数非萎缩性胃炎可反转，少部分可转为萎缩性。萎缩性胃炎随年纪逐步加剧，但轻症亦可反转。因而，对缓慢胃炎医治应及早从非萎缩性胃炎开端，对萎缩性胃炎也应坚持医治，因为，少量萎缩性胃炎可以演变为胃癌。

3. 胃溃疡。胃溃疡是一种多病因疾病。各种与发病有关的要素，如胃酸、胃蛋白酶、感染、遗传、体质、环境、饮食、生活习惯、神经精力要素等，招致上述侵袭作用增强或防护机制削弱，均可促发溃疡发作。胃溃疡首要特点是：缓慢、周期性、节律性上腹痛。常见表现有：嗳气、反酸、胸骨后炙烤感、流涎、厌恶、吐逆、便秘等。

4. 胃息肉。是指胃黏膜外表长出突起的乳头状肉。上腹部不适与隐痛是最为常见的表现。息肉可因外表溃疡、溃烂出血。绝大多数胃息肉癌变率只有 0.4%。但有一种弥漫性息肉，癌变率可高达 20%。一旦发现胃息肉应该及时做胃镜查看，选用胃镜下电切术将息肉切掉。此外，要加强自我保健，把住吃喝一关，尽量不给胃加重负担。只需进步警觉，就可将胃癌拒之门外。

5. 胃癌。任何年纪均有可能发作胃癌，尤以 50～60 岁居多，男女发病率之比约为 3.4:1。我国胃癌发病率高，其死亡率又占各种恶性肿瘤之前位。胃癌的病因没有彻底清晰，当前可知吸烟者胃癌发作率显着高于不吸烟者。胃癌病人宗族中的发病率比非胃癌病人宗族发病率高 4 倍。癌前疾病（胃溃疡、缓慢萎缩性胃炎、胃息肉、残胃等）可以进一步演变为胃癌。70% 的早期胃癌可无表现，或只需细微上腹不适，常被误诊。40 岁以上有缓慢胃病史，或近期呈现消化不良者当警觉胃癌。胃癌医治作用取决于能否早期诊断，手术医治是根治胃癌最有用的办法。

6. 胃下垂。胃下垂多是因为膈肌悬吊力缺乏，肝胃、膈胃韧带功用减退而松懈，腹内压降低及腹肌松懈等要素，加上体形或体质等要素，使胃呈低张的鱼钩状即为胃下垂。胃下垂显著者有饭后上腹不适，饱胀，伴厌恶、暖气、厌食等，有时腹部有深部隐痛感，常于餐后、站立及劳累后加剧。

7. 胃出血。胃出血的死亡率高达 10%、引起胃出血的常见疾病是溃疡、胃癌、出血性胃炎和口服阿司匹林等药物后引起的急性胃黏膜病变，还有严峻烧伤和大手术等引起的应激性胃溃疡招致的胃出血等。肝硬化病人因门脉高压多有食管胃底静脉曲张，静脉血管爆裂也会发作大出血，而且非常危险。

8. 胃黏膜脱垂。胃黏膜脱垂的"祸首"是胃窦部炎症，且"喜爱"30～66 岁的男性病人。胃黏膜脱垂时表现可轻可重，绝大多数人胃黏膜脱垂可以复位，仅有轻度的腹胀，暖气不适。若是不能当即复位，则可能呈现上腹痛苦、炙烤感、厌恶、吐逆、消化不良、上消化道出血。严峻的胃黏膜脱垂乃至会发作嵌顿；"阻塞交通"，然后发作幽门梗阻。

胃痛不一定都是胃病

许多人都有过胃痛的经历，人们常以为胃痛就是胃出了毛病，其实这是一种误区。引发胃痛的最常见疾病是慢性胃炎和消化性溃疡，但胃痛并非都是由胃病引起，其它脏器的病变也可能引起胃痛。

现代都市的生活节奏越来越快，胃痛、胃溃疡等胃部疾病成了都市人的常见病。渐渐的，随着生活作息紊乱、饮食不规律等诸多原因造成的心脏往下、腹部以上及其周围发出的疼痛都习以为常地被认作"胃痛"，其实，这些可能早已不是胃的原因造成的疼痛，而是胆囊、胰腺甚至心脏部分器官由于长期胃痛出现病变引起的"胃痛"。

疑似胃病之一：胆囊炎

胆囊炎是一种发病率很高的疾病，是由于胆结石的刺激，胆囊及胆管出现不同程度的炎症。患有胆囊炎的患者多有右侧肋骨下不规则隐隐作痛，有时还可能出现上腹部饱胀、打嗝的症状，和胃痛相似。患者因饮食不当或进食过多的油腻食品出现疼痛，被误以为是胃病的情况经常出现。

疑似胃病之二：胰腺炎症

胰腺疾病中慢性胰腺炎患者常有心脏部位疼痛及恶心、呕吐等症状，这也是一种容易被误认为"胃痛"的常见病。通常腹痛或上腹饱胀不适是胰腺炎症最先出现的症状。有这种情况的患者，除了应好好检查胃部，更应详细地检查胰腺有无异常情况。如果是有家族胰腺炎症史的患者，年龄较大者尤需加强护理。

疑似胃病之三：心肌、心梗前兆

近年来，通过对患者胃部检测发现，很多胃部疾病患者通常伴有心脏疾病，有些较为明显，有些则存在隐患。很多心肌、心梗患者发病时并不都伴有心绞痛、心悸症状，可能仅仅表现出所谓的"胃痛"，伴有恶心、呕吐等，所以往往做胃镜检查，按照胃病处理，而忽视了真正的病因。

此外，由颈椎病引起的胃病被称为"颈胃综合征"，根在颈部，病在胃。当颈椎发生骨质增生时，增生的骨刺、退化的椎间盘以及变得狭窄的椎间隙，对颈部分布

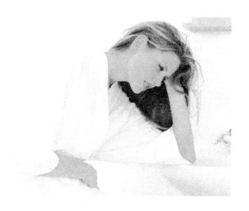

极其丰富的交感神经会产生不良刺激。这些强烈的刺激信号，通过进入颅内的交感神经网络，传入下丘脑植物神经中枢，并产生优势灶。这种优势灶的兴奋再沿着交感神经或副交感神经向下传到内脏的血管，并使胃出现疼痛。

胃病也会传染

20世纪80年代以前，如果有人说胃病会传染，那么必定会受到人们的嘲笑。随着科学的发展与进步，医学界的一些专家们逐渐有了共识：某些胃病确实会传染。

过去认为，胃病与遗传、饮食不当、受寒着凉、药物、烟酒和神经因素等有关。近10年来，人们通过研究发现，有一种存在于胃黏膜上的细菌即幽门螺杆菌（HP），是引发慢性胃炎和胃、十二指肠球部溃疡等疾病的罪魁祸首。幽门螺

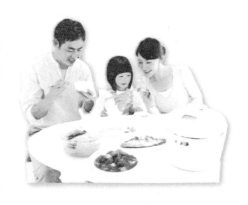

杆菌对胃的长期侵袭，还有可能导致胃癌的发生。这种细菌是胃病传染的根源，而传染的主要途径是粪－口或者口－口的传播。如饮用受污染的水，患有幽门螺杆菌的人与家人的密切接触，幼儿园儿童之间的接触及吃路边摊位的不洁食品等，均可引起幽门螺杆菌的传播，从而导致胃病的发

生。我国被幽门螺杆菌传染上的人群大约 50%，个别地区或部门可高达 80%，所以胃病的发生率也就非常高。

虽然幽门螺杆菌的传播途径与其他消化道传染病的传播途径相似，但幽门螺杆菌的感染侵袭力比较弱，致病力不强，需要经过较长时间或有大量的细菌侵袭胃黏膜才会导致严重的疾病。因此，预防幽门螺杆菌感染，切断幽门螺杆菌的传播途径，是防止胃病发生的重要一环。

幽门螺旋杆菌在世界不同种族、不同地区的人群中均有感染，可以说是成年人中最广泛的慢性细菌性感染。总的趋势是：幽门螺旋杆菌感染率随年龄增加而上升。如果胃部感染了幽门螺旋杆菌，患者通常会出现以下症状：

泛酸——幽门螺旋杆菌会诱发胃泌素大量分泌，导致胃酸过多，表现为泛酸和烧心；

腹痛——因胃和十二指肠黏膜损伤，有些病人还可出现反复发作性剧烈腹痛、上消化道少量出血等症状；

口臭——幽门螺旋杆菌在牙菌斑中生存，在口腔内发生感染，可能导致口气重，严重者往往还有一种特殊口腔异味，无论如何清洁，都无法去除。幽门螺旋杆菌是引起口腔异味的最直接病菌之一。

食后上腹部饱胀、不适或疼痛，常伴有其它不良症状，如嗝气、腹胀、反酸和食欲减退等；

幽门螺旋杆菌感染在人群中普遍存在，但只有很少人患病。因此大家不必对其产生恐慌，对于带菌者也不需采取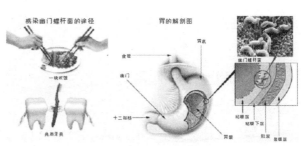特殊的隔离措施。只要养成良好的饮食卫生习惯，可以减少幽门螺旋杆菌感染的发生。

仔细刷牙——幽门螺旋杆菌可在牙菌斑和龋齿上生长繁殖，而认真、仔细地刷牙是消除牙菌斑、预防龋齿最有效的方法。最好能做到每餐后刷牙，至少要做到早晚一次刷牙，餐后漱口，以减少进餐时感染幽门螺旋杆菌的可能。

餐前洗手——预防幽门螺旋杆菌感染要做到餐前仔细洗手，生吃瓜果时洗净、去皮，是直接影响幽门螺旋杆菌能否被带入体内的关键环节。

杜绝生肉——有不少人喜欢吃三成熟的牛排，或是吃火锅时肉还没有烫熟就吃，这种做法大大增加了接触幽门螺旋杆菌的机会。

幽门螺旋杆菌是一种细菌的名字，如果感染了这种细菌，不仅造成胃炎，胃溃疡，而且随着感染时间的延长，发生胃癌的风险也会增加。

科学研究表明，幽门螺杆菌是通过消化道传染的，也就是说它是通过我们的口进入体内的。大家要培养良好的卫生习惯，不要喝生水，不要吃未煮熟的生菜或未清洗干净的水果，肉食要熟食。多人吃饭时实行分食制或使用公筷和公用汤勺。

需要提醒的是，不是所有的胃病都会传染，如功能性消化不良、胆汁返流性胃炎、贲门失弛症、药物酒精损伤性胃炎、应激性胃炎等，都是非传染性的。而由幽门螺杆菌导致的胃部疾患，则有传染可能。粪便、唾液、牙垢、呕吐物中均存在幽门螺杆菌，所以要强调清洁卫生，做到餐前便后洗手，特别是进食前，都必须洗手，这样即可以防止幽门螺杆菌的传播，也可以防止其他传染病的发生。对已检出有幽门螺杆菌的患者，应避免他人与之接触，并采取必要的正规抗幽门螺杆菌治疗。

长时间坐也能引起胃病

白领一族是疾病多发的人群，当然也包括了胃病。办公一族因为工作繁忙，经常一坐就是一整天，而长时间静坐办公会导致腹部肌肉松弛、腹腔血液供应减少、胃肠蠕动减慢，肠胃消化液的分泌低于正常水平。长此以往，会使人的消化机能减退，出现食欲不振、腹部胀气、便秘等症状而引起胃病。办公一族要养成良好的生活习惯和饮食习惯，当出现胃病症状时，一定要及早到正规胃肠医院诊治。

胃病是最常见的消化道疾病，特别是办公室一族，饮食不规律，慢性胃炎、溃疡性胃炎很常见。治疗胃病必须知道你患的胃病的种类及其形成的原因。首先重在控制饮食，用药方面根据不同的症状，或者制酸，或者促进胃肠动力。

对于常坐办公室的年轻男性来说，由于臀部皮肤分泌腺常受堵塞而易生疖和患毛囊炎，即所谓的"坐班疮"。这会使患糖尿病、胆结石、心血管疾病的机会增多，从而危及胃的健康。久坐引起的便秘和免疫机能减退，可提高人患结肠癌的几率。

另外，久坐办公室，下肢屈曲且活动少，时间长了容易导致下肢静脉和直肠附近的静脉丛经常淤血，形成下肢静脉曲张等疾病。因此，白领等常坐办公室的人应注意多活动，防止胃病的发生。

此外，生活中很多人都遭受过胃酸过多、胃痛等不适侵袭，在部分特殊职业中更是如此。特别是冬季胃病更易成为很多人群的职业病。据专家介绍，"行业胃病"是对由于工作性质的原因造成的胃病的泛称。调查显示，教师、司机、白领、交警、个体业主、环卫工人、记者、学者等是最容易产生胃病的八大行业，其从业者患胃病的几率要比其他行业从业者平均高出 2.3 倍。其中教师更是以 78% 的得病率高居首位。

教师的工作特点是以个体脑力劳动为主，在教学中他们形成了独立思考的职业习惯，事业心、进取心和自尊心都较强。值得注意的是许多中年教师，他们在学校往往独当一面，承担繁重的教学、管理任务，是教育工作的骨干；而在家中又是家庭的支柱，精神及体力的负担都很重。有资料报告，教师的消化系统疾病多，如胃病与十二指肠溃疡，以及慢性胃炎的患病率相当高，其中胃病患病率为 15% ~ 25%，这与教师平时精神紧张有密切的关系。

记者长期心理输出是患胃病的主因。全民胃健康工程调查数据显示，有六成左右的媒体从业者患有胃病，更有两成左右的人伴有经常性胃痛。记者的生活不规律是出了名的，有时睡到中午才去上班，有时却需要通宵达旦地写稿，长期不规律的饮食习惯和心理无法完全放松是造成以上症状的最大原因。总之就是长期"心理输出"，即长期关注社会、关注他人生存状态，极少关心自己，同时还得承受不理解、被威胁警告等。

公司白领加班加出胃病来。这类人有知识、有能力，平时也自认为已经培养了良好的生活习惯，但由于长期处于高强度的工作之中，经常无法有规律地饮食，有时在上一顿省略的情况下又陪客户不停地吃上几个小时；在工作的紧要关头往往情绪高度紧张，因为情绪紧张又常常会忍不住往嘴巴里塞许多零食之类的"垃圾食品"，使得他们的胃也跟着不得休息，自己在加班加点，胃也在加班加点地生产胃酸。

销售人员都是"应酬"惹的祸。由于工作需要，饭桌上的应酬成了他们工作的一个重要部分，有时候一天要同时参加几个饭局。过量饮酒、不定时进餐、吃夜宵等习惯严重损害了肠胃健康，扰乱了其正常的消化、吸收功能，为诱发各类肠胃疾病提供了条件。随之而来的就是经常会有胃部泛酸、绞痛症状出现，最终导致美食当前，却经常一点感觉也没有。

胃病久拖不治危害大，不仅影响了正常的生活，甚至还会给患者的生命安全造成极大的威胁，因此当有出现胃病症状，一定要及早到正规的胃肠医院进行规范化的诊治。

胃病患者谨防胃出血

胃出血疾病对于我们的健康危害性较大，因此我们要注意做好平时调养。很多人对于胃出血疾病很恐慌，由于胃出血如果不能及时控制病情发展，很可能直接引发患者出现生命威胁，因而我们有必要做好胃出血患者的调养。

胃溃疡患者要慎用止痛药，预防胃出血。胃溃疡有些止痛药物对胃会产生刺激作用，比如消炎镇痛药或激素类药，严重会引起胃出血，这类药物应该选择在饭后服用。我们有时会在药品说明书上看到"饭后服用"字样，这是因为有些药物会刺激胃，这也是造成溃疡发作的病因之一。有些药物对胃会产生刺激作用，比如消炎镇痛药或激素类药，这类药物应该选择在饭后服用。

除此之外，如果可以选择，应尽量选用对胃黏膜无损伤的药。如果药物对胃的刺激性大，可向医师询问，是否需要加服胃黏膜保护剂或及抑制胃酸分泌的药物。

临床不少患者因吃止痛片反而惹病，甚至有患者因胃痛自服止痛片，造成胃出血住院。其实，目前药店出售的止痛药一般是消炎镇痛药，对发热头痛，牙痛，关节痛有效，对胃痛无效。但这些药会破坏胃黏膜屏障，使胃黏膜出血糜烂，引起溃疡复发。因此胃痛发作，千万不能随便乱服药，必须到医院诊治。

夏季很多疾病的发生都与贪凉有关。喝冷饮、冰啤酒，吃刚从冰箱里拿出来的瓜果，这都是人们在夏季喜欢做的事情。对此专家提醒有慢性胃炎、胃溃疡的患者，夏季吃冷饮一定要慎重，过食冷饮不仅会使原有的病症加重，严重的还会导致胃出血。

高温天气，有胃病的患者需要特别小心，在给身体降温的同时，千万别太猛，尤其是胃溃疡患者，否则猛然的冷刺激，胃黏膜紧急收缩，引起急性胃出血。另外，天气炎热，慢性胃炎也容易复发或加重。

有胃病，天冷谨防胃出血。天冷之后，老胃病患者病情出现异常的也随之多了起来，甚至引发胃出血。对于过往有胃肠道溃疡，尤其是有过消化性溃疡出血史的病人要警惕，因为消化性溃疡出血常在这个时候发作。

天一冷，明明已经治疗好的溃疡病就容易发作，特别是每年秋冬和冬春之交，它的发病率更高于往常。这是怎么回事呢？

溃疡病（胃溃疡、十二直肠溃疡）确实容易反复，浓茶、咖啡、烟酒、寒冷刺激、饮食不节制都是常见的诱发因素。但除此之外，有些病因是大众常常忽略的。反复发作的溃疡病患者要到医院检查，看促使发作的原因究竟是什么，再采取针对性处理措施。

溃疡出血最容易发生的部位是胃和十二指肠，其中胃溃疡多见于中老年人，十二指肠溃疡则青睐二三十岁的年轻人。很多病人分不清自己是胃溃疡还是十二指肠溃疡，其实这两者的临床表现并不相同，胃溃疡的症状主要是上腹部疼痛，疼痛可以是钝痛、烧灼痛、胀痛或饥饿不舒服感觉，多位于中上腹。疼痛有典型的节律性：表现为进食后约 1 小时发生，疼痛要大约 1 ~ 2 个小时才逐渐缓解，到进下一餐后重复发生。

十二指肠溃疡的主要症状也为上腹部疼痛，也可表现为仅在饥饿时隐痛不适。但它的节律性与胃溃疡不一致。一般患者是在早餐后 1 ~ 3 小时开始出现上腹痛，如不服药或进食则要持续至午餐后才缓解。食后 2 ~ 4 小时又痛，也须进餐来缓解。约半数患者有午夜痛，病人常会痛醒。节律性疼痛大多持续几周，可反复发生。

溃疡出血是非常严重的疾病，出血快和多的患者会大量呕血、排黑便，还会出现头晕眼花、血压下降，严重的会发生失血性休克出现四肢冰冷、神志不清、呼吸困难等症状，甚至危及生命。出血慢和少的病人很少呕血，但是会逐渐出现贫血，大便潜血化验为阳性。

由于溃疡出血会危及生命，因此病人一旦发现有出血表现应立即到医院就医。医生通过相应的检查确诊后会根据不同的病因采取止血措施。专家指出，溃疡出血并不难控制，但仅控制住出血距离溃疡痊愈还为时尚早，只有通过杀菌、扶正固本，修复受损的胃黏膜，促进溃疡面愈合，才能彻底消除胃出血的隐患。而这个过程，对于一个有胃出血经历的胃病患者来说，至少需要 2 - 3 个月的治疗和修复时间。在这个过程中，除遵医嘱用药外，保持良好的心态，注意劳逸结合、禁烟酒咖啡浓茶等对胃有刺激的食物也至关重要。还有，对一些可诱发或加重溃疡病症状，甚至引起并发症的药物，在治疗期间应该停用或在医生指导下慎用。

PART 2 "老胃病"是怎么来的

"十人九胃"。很多人有胃病，而且是老胃病，这个"老"字是怎么来的？久治不愈的胃病就是老胃病。实际上，小孩生出几个月，如果喂养不当，就会得胃病。

一般成年人，平时吃得下睡得着的时候，即使胃镜查出来，毛病很严重的，也不当一回事。你叫他这个不能吃，那个不能吃，他更加不舒服，拖啊拖啊，拖到后来，就成老胃病。

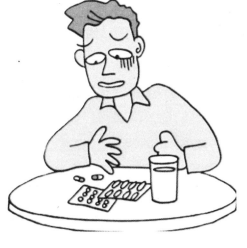

胃病主要是吃出来的

因为生活方式的改变，胃病的发病率逐年增加，目前普通人群中已有近七成患有胃病。而由于学习压力和喜喝冷饮，胃病患者更是已呈低龄化趋势，在东莞的胃病患者中，中小学生已占了将近一成。

许多胃病都是吃出来的。不合理的饮食习惯最易损伤胃。大量进

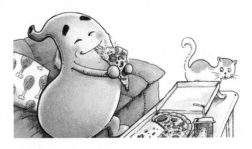

食油腻食物、酗酒、休息不好等容易诱发胆石症；胰腺炎最常见的诱发因素是暴饮暴食。现在很多年轻人因为工作压力大，经常加班，早上起床晚，顾不上吃早餐，午饭在外随便应付点，晚上加班完后，大吃一顿，一日三餐，饥饱不均。进食间隔时间太久，胃早已经排空，过多的胃酸侵蚀胃、十二指肠黏膜，易导致消化性溃疡，还会使肠液分泌和蠕动受到抑制，导致腹胀、便秘等症状。肝、胆、肠、胃都是相互联系的，如果一个脏器受到损害，则会影响其他脏器。三餐不规律易造成胆汁淤积、胆结石等症，遂影响肠胃对脂肪的消化。此外，爱吃冷饮也会导致肠胃疾病。夏季，大量进食冷饮，冲淡了胃酸和胃蛋白酶，影响消化功能。有的人贪凉饮冷，冰淇淋、雪糕、冰镇啤酒、冰镇西瓜、冰镇饮料等，图一时之快，却留下胃病隐患。尤其是有的年轻人饮酒过度甚至酗酒，又不注意休息，胰腺炎就会找上门，导致患者的生活质量下降，甚至危及生命；暴饮暴食、过量进食还会诱发急性肠梗阻。尤其是老年人或有过手术史的人，因手术后会导致或轻或重的肠粘连。当不适当进食或进食过量时，近端肠管腔内压力突然增大而导致肠梗阻，引起腹痛、腹胀、呕吐等。如果长期生活不规律，吃饭饥一顿饱一顿，经常空腹饮酒，极易诱发胃穿孔或十二指肠球部溃疡穿孔，主要表现是突发上腹部剧烈的刀割样疼痛，迅速扩散到全腹，延误治疗会导致腹腔感染，中毒性休克，危及生命。

"恐癌症"也会诱发胃肠病。日常生活中人们常有这样的体会：当情绪低落、精神萎靡时，常常茶饭不思；而情绪高涨、心情愉快时，食欲倍增。事实上，胃肠功能的改变是人体情绪变化的"晴雨表"。某些突发事件、家庭和工作单位人际关系的紧张、工作压力增加等导致的疲劳、焦虑和心情抑郁，可使溃疡病发生率明显升高。从临床看来，精神压力也常会导致肠胃疾病，例如功能性消化不良患者的发病也常常与情绪变化有关。

值得指出的是，某些非科学性误导和医务人员的不当解释，也常常可加重或诱导胃肠疾病。如对某些所谓的癌前病变的错误解释和过分夸张，常常使许多患者感到恐惧，终日惶惶不安，多方奔走求医，甚至不听其他医务人员的正确意见。

　　慢性胃炎是很常见、很普及并且容易复发的一种疾病。为了预防患上这种"流行病"，应当保持正确的饮食规律，一日三餐，饭吃八分饱，少吃零食，切不可暴饮暴食。一般的食物在胃中约 4 小时左右，即被全部排入肠中，因此除晚餐至次日早餐外，每餐进食时间相隔在 4~7 小时为宜。这是因为，相隔时间过短，胃中食物未消化尽，而又进食，胃得不到休息，会影响胃的功能，久而久之容易的慢性胃炎和消化不良，而进食时间相隔过久，胃早已排空，过多的胃酸侵蚀胃和十二指肠黏膜，易发生消化性溃疡，还会使肠液分泌和肠道蠕动受到抑制，导致腹胀、便秘等症状。

　　古人云，十人九胃病，说明自古以来胃病都是很常见很普及的一种疾病。其中慢性胃炎占大多数。主要表现有：

　　1. 疼痛。这是胃病最常见的症状之一。导致隐痛的原因很多，表现形式也复杂。病因包括受寒、气滞、血瘀等，表现形式有隐痛、刺痛、绞痛。

　　2. 气胀。这也是胃病最常见的症状之一。如果脾胃运化失职，或者因寒受阻，或者其他因素，都会导致胃内的气体不能及时、正常排出，从而导致气胀。

　　3. 食后腹胀。由于各种各样的因素，胃不能正常消化食物，或者肠胃蠕动过慢，都会导致食胀。

　　4. 舌淡无味。中医理论认为，脾开窍于口，如果脾受困，或其他原因导致脾虚，都会引起患者口不知味，不欲食。

　　5. 口苦。这是肝胆受热产生的典型症状，是胆气上泛的表现。西医检查归类为胆汁反流性胃炎。如果您有以上的症状那么请你找专业的医生诊治吧。

　　胃病与人们自身的不良生活、饮食习惯密切相关，胃病单纯靠吃药是吃不好的，必须防治结合，三分治疗，七分调养。

　　注意饮食清淡。要多吃点清淡的食物，主食应以谷类粗粮为主，可以适量增加玉米、燕麦等成分，要注意增加深色或绿色蔬菜的比例。同时，多喝粥和汤，比如新鲜的绿叶蔬菜小米粥、面条汤、疙瘩汤等，不妨配点咸菜，这些汤汤水水都具有良好的"清火"作用，能让已经"不堪重负"的胃肠道得到休息调整。

不渴也要喝水。要注意多喝水，无论渴不渴，都要多喝水。这样可以加快胃肠道蠕动和新陈代谢，减轻大量肉类食物和酒对肝脏的危害。最好喝白开水或茶水，茶也可以清除胃肠道的油腻，使胃肠道尽快恢复到正常水平。

多吃蔬菜水果。要多吃一点新鲜的绿叶蔬菜、水果，注意补充膳食纤维。如木瓜、香蕉、苹果、生菜、芥菜、胡萝卜、芹菜等新鲜蔬菜水果，不仅可以排除体内的垃圾，并且具有通便和调理肠胃的作用。此外，山药作为药材，也有滋养脾胃的作用，无论做菜还是煮粥都可以。不要饮酒，不喝咖啡、浓茶、碳酸饮品，不吃酸、辣等刺激性食物，以免加重肠胃的负担和损伤。

注意饮食规律。有规律的生活对于肠胃的调养非常重要，要养成良好的生活和饮食习惯。如果已经得了肠胃疾病，除要按时用药外，还要保证充足的休息和睡眠，增强自身免疫功能，抵抗疾病和促进疾病的康复。要尽快恢复正常的饮食规律，三餐定时、定量。吃饭时要细嚼慢咽，每口饭最少要咀嚼20次，在咀嚼的过程中，胃肠道、胰腺分泌的酶也会大量地增加，促使食物消化吸收。

注意胃部保暖。"10个胃病9个寒"，胃的脾性喜燥恶寒。有虚寒胃痛的病人要注意保暖，避免受冷。如感到胃部发冷，可以多喝点小米粥，民间有小米粥养胃的说法，也可以喝一些生姜茶。同时要注意保持良好的情绪和精神状态。有研究证实，不良情绪可导致食欲下降、腹部胀满、消化不良等，而良好的情绪则有益于肠胃系统的正常活动。因此要保持精神舒畅愉快，避免紧张、焦虑、恼怒等不良情绪的刺激。

你的胃是"垃圾桶"吗？

我们常常对自己说：多吃这么一块小蛋糕应该不会有事的；还剩一只大鸡腿，不吃多浪费，干脆吃掉吧；花钱买来的工作餐，不吃完怎么对的起花掉的血汗钱，干脆吃光吧；好不容易几姐妹哥们的聚餐，不吃饱喝足怎能尽兴；不吃超市的零食，不大块吃肉，不大碗喝酒真遗憾；人活着不就是为了吃喝享受吗，难道我就要这样省吃一辈子。

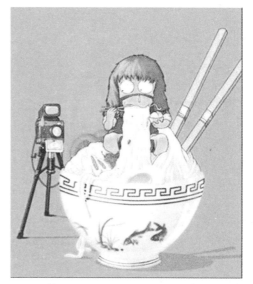

家人吃不完的我们要塞进胃，花钱买过量的食物我们要全塞进胃，垃圾零食我们特别喜欢塞进胃，高兴的时候想塞，难过的时候也想塞，吃嘛嘛香，一天到晚都想着吃。吃固然是重要的，但吃多就没必要了，请尊重自己的身体，尊重自己的胃，不要有事没事往里面装垃圾，而且这些垃圾还会影响我们的身体健康，加重胃的负担，而且还会变成肥肉长在我们身上，这些肥肉时刻粘着我们，时刻见证着我们贪嘴，时刻影响着我们的形象。所以吃东西一定要适可而止，不要让我们的胃成为垃圾筒。

胃是人体的粮草仓库，负责供给身体运作需要的各种原料和养分。这样一个功能，其重要性我们可想而知。对于战争而言，粮草绝对是一个决定战争胜负的重要因素。对于我们的健康而言，管好胃这个粮草仓库也绝对是一个重要的任务。

对于人体来说，所谓的垃圾就是人体没法利用的东西。这些无法利用的东西有两种来源，一种是身体无法排泄的东西，另一种是被我们放进嘴里的垃圾食品。把垃圾食品放进嘴里的动作就像把垃圾放进垃圾桶的动作，我们的胃也就被迫像垃圾桶一样装着被我们津津有味地放进嘴里的垃圾。

大家都知道垃圾食品对健康没好处，相信没有人明知是垃圾食品还会吃得津津有味。问题的关键并不是人们是否知道垃圾食品有害健康，很显然，国家在这方面的教育宣传做得很好，大部分的人都知道垃圾食品有害健康。但是问题是很多人根本无法分清哪些食品是垃圾食品，哪些不是。当人们将那些自以为很安全、很健康的食物放进嘴里时，健康也就这样一点点地被替换、被偷空，无知就像一杯杯甜蜜的毒酒，而我们却毫不知情，偶尔还会沉醉在这美味的陷阱中。

其实很多食物放久了我们都会把它们当成垃圾扔掉，但奇怪的是，当它们变成另一种形式，我们却经常不能把它们认出来，例如变成速冻水饺肉馅的猪肉，变成火腿肠的鸡肉，变成果脯的蜜枣等等，我们忘记想想这个猪肉、那个鸡肉在被我们吃进肚子的时候，到底在货架上、在贮物室中放了多久了。难道仅仅是因为它们利用先进的食品加工技术，如防腐技术等处理后，看起来还新鲜、吃起来没有怪味，我们就认为那依然对我们的健康有益吗？那些食物已经放了很久了，但是看起来却没有变质，为什么它们放那么久都没有变质呢？在自然界生存的各种微生物（如细菌之类的生物），具有自然界最强的分解和利用食物的能力，它们都毫无办法。难道我们的身体拥有比细菌更强的消化利用食物的能力吗？显然不是，对于我们的身体来说防腐剂更是一场噩梦。

此外，像麻辣烫、油条、油饼、煎饼果子等街边小吃，都是普遍使用地沟油的，经常吃都是有损健康的。这些东西应少碰为妙。

不可否认，各式餐厅饭馆给人们的生活带来了许多便利，也为人们提供了一个非常不错的人际交往空间。然而对于个人健康而言，把胃交给别人负责，却是一个非常冒险的行为。人们选择在外就餐的同时，等于将影响我们健康的重要领地交给了别人，而且是陌生人。到饭店吃饭，有许多环节我们都无法掌控，无论是食物材料的选择还是烹饪过程我们都无从介入，无法评估。我们不知道端上来的香脆的松子鱼是否由新鲜活鱼炮制而成，无法确认美味的红烧肘子是否添加了一些有损健康的调味料，也无法知道青菜是否洗得干净。在一盘菜端到我们餐桌时，还有太多我们无法控制的环节，可能会对我们的健康造成伤害。从免费茶到筷子、餐具、牙签，到处有可能暗藏杀机，到底餐具有没有消毒？我们都知道，一般的细菌病毒在紫外线下照射 15 分钟，高压高温 20 分钟左右才能被杀灭，绝不是用开水烫烫就能杀死的。

正所谓"把胃交给别人，把健康留给医院"是很多人潇洒人生的写照。然而这种潇洒的生活，无异于在打仗的时候，把自己的粮草仓库献给敌方的军队，把自己的军火仓库交给了敌人。这种情况，不是很像在自杀吗？

减肥减出来的胃病

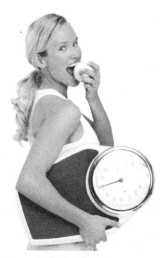

上班族特别是办公室女白领们茶余饭后热议的话题大多围绕着怎样消灭"罪恶的赘肉"。每顿饭吃一半，少吃一顿，一周饿一天，午餐晚餐前吃消食片……很多人觉得节食是最直接、最简单、似乎也是最有效的减肥方法。专家提醒那些为了保持身材而长期节食的女性，为了漂亮而损害肠胃实在不是什么明智之举，这样做不但达不到持久的减肥效果，还可能带来诸多的健康隐患。不少人因减肥导致胃炎、胃病，热衷减肥者一定要注意科学方法，不可盲目减肥伤害身体。尤其是节日大吃大喝，胃酸大量不规律的分泌，节后突然节食，极易导致胃黏膜被破坏，引起急慢性胃炎、消化性溃疡等疾病的发生。

胃是人体的健康之本。长期节食的结果就是人为地让胃在本该蠕动、工作的时候却无所事事，长此以往，胃的运转能力就会随之下降，胃功能紊乱，不能再承受一点点磨炼和挑战。与此同时，长时间空闲的胃还要忍受浸泡在多余胃酸中的折磨，因没有食物可供消化，胃酸侵蚀黏膜，很快就会引起胃黏膜充血、水肿、糜烂，出现溃疡或更为严重的疾病。

节食之外，减肥药物对胃肠的伤害也不容忽视。不论是处方药物还是中成药，包括大部分减肥茶，它们的作用原理不外乎两点：一是抑制食欲，二就是泻。抑制食欲的结果就是重蹈节食的覆辙；泻剂会严重扰乱胃肠功能，加重或引发胃病。

压力大了胃就差了

一直很少有人知道的食管反流，却因为美国总统奥巴马而"名声大震"。奥巴马因持续喉咙疼痛，前往一家空军医院接受身体检查。后来，他的私人医生杰克逊发表声明说，总统的咽喉疼痛是由胃食管反流引起的。

近年来国内胃酸反流的病例在持续增多，这和人们生活压力大、生活节奏快、饮食不定时、晚饭吃得太迟等生活习惯有关。除此之外，经常喝浓茶、浓咖啡，喜食油腻酸辣食物等这些不良饮食习惯也会产生过多的胃酸。除此之外，一些女性经常穿紧身衣，也会因增加胃的压力，诱发胃食管反流病。

随着生活方式西方化、肥胖人口的增加，这种疾病在国内的发生率也呈不断上升的趋势。专家称，胃酸其主要成分是盐酸，是一种强酸，能帮助人体消化掉食物。所以人体的消化道有很强的耐腐蚀性，但位于胃上游的食管就不一样了，偶尔的反流还能应付，如果反流时间太长、量太多，就难免损伤到食管。除了损伤食管，反流物还会扶摇直上，到达咽部、口腔和鼻腔，出现咽痛、声音嘶哑、坏牙等。很多初期病人常被误诊为普通的支气管哮喘，但按照哮喘治疗却效果很差。这是因为有些抗哮喘药物能加重反流。

不良饮食习惯乃引发胃酸倒流的主因之一。现在的人饮食杂乱，经常进食甜食或高脂肪食品，这些都会增加胃酸倒流风险。食用大量高脂肪食物后，胃内即需要大量胃酸帮助尽快消化，如长期有高脂肪食物存于胃部，胃酸便会长期分泌过多，诱发胃酸倒流。其次，由于高脂肪食物多难以消化，需要较长时间才可分解，食物长时间留在胃内，也会令胃内压力上升，从而压迫连接胃部和食道的下食道括约肌。当括约肌长期受压自然会变得松弛，令胃酸更易向上倒流。用餐后打嗝、嗳气次数明显增多，很有可能是下食道括约肌已出现松弛，应多留意会否有胃酸倒流现象。此外，医生也提醒大家，反流性咽喉病在耳鼻喉科门诊中越来越常见，患者以都市白领为主，他们工作压力大、精神紧张，许多人又有吃夜宵的习惯，吃完夜宵后很快就睡觉了，这些都是反流性咽喉病的诱因。

除了饮食方面会引起胃酸反流外，还有一种情况，生气的时候胃也会跟着不舒服，这是因为胃酸反流还与心情不好、各种压力密切相关。专家告诉记者，从生理学上看，压力会导致消化系统减速，本该顺利消化的食物却停滞不前，导致胃酸反流明显。有研究显示，当人们在心情愉快时进餐，受神经内分泌系统控制的消化腺会正常分泌消化液，胃肠蠕动增强，消化顺畅。而在情绪低落精神不振的情况下进餐，则会导致消化能力降低。长此以往甚至会引起胃、十二指肠溃疡以及慢性胃炎等疾病。

压力大，也会导致消化系统减速。这是因为压力会导致人体通过血液将能量送入肌肉，以帮助人体应对压力处境。如果用餐者压力大，那么本该顺利消化的食物就会因压力大而停滞不前，导致胃酸反流明显。这必然会导致消化系统获得的能量和血流量降低，消化能力锐减。食物消化不彻底，胃酸长时间潴留胃内，增加胃食管反流危险。另外，压力还会导致酗酒、吸烟及过量进食。这些都会增加胃酸分泌和下食管括约肌松弛，导致烧心和增加胃食管反流危险。

如何预防胃食管反流：

1. 过度肥胖者会增大腹压而促成反流，所以应避免摄入促进反流的高脂肪食物，减轻体重。

2. 少吃多餐，睡前 4 小时内不宜进食，以使夜间胃内容物和胃压减到最低程度，必要时将床头抬高 10 厘米。这对夜间平卧时的反流甚为重要，利用重力来清除食管内的有害物。

3. 避免在生活中长久增加腹压的各种动作和姿势，包括穿紧身衣及束紧腰带，有助于防止反流。

4. 戒烟、戒酒，少食巧克力和咖啡等。

从"老胃病"到恶变有多远

引起胃炎最主要的原因是幽门螺杆菌感染，大概八成以上的胃溃疡和十二指肠溃疡是由幽门螺旋杆菌引起的。而长期不愈的胃炎又是胃癌的一个危险因素，在胃癌患者中，超过六成在专业治疗胃病的医院可检出幽门螺旋杆菌，由此可见，及时根除幽门螺杆菌是很有必要的。

当然，除了幽门螺杆菌，引起胃恶变的危险因素还有很多种，比如饮食习惯、环境污染、恐惧心理等。长期食烫食、辛辣及煎炸食物的人很容易造成胃黏膜的损伤，胃黏膜不能及时修复。由于胃黏膜对所吸收的东西无法解毒，天长日久，胃局部便形成了致癌物质，值得注意的是，这种现象有年轻化趋势，不少打拼事业的年轻人，岁数很小就已经是"老胃病"了。这和饮食不规律、工作压力大等都有关系，胃恶变的发病是多因素综合作用的结果。

因此，平时出现腹胀、腹痛、胃酸、嗳气、泛酸等症状，不要因为是"老胃病"而轻视，任何疾病都是由轻到重的一个恶化过程，所以说胃炎与胃恶变的距离取决于对它的重视程度，如果总想着还有"十万八千里"，也许只是"一步之遥"。只有在发病早期，患者自身能引起重视，及时就医检查治疗，才能将病情扼杀在萌芽状态。

胃癌的发病率虽然以中老年人为高，但据国内多家医院报道，35 岁以下年轻人的胃癌发病率也已经高达 6% ~ 11%，且恶性程度较高，这与年轻人学习工作压力大，休息、饮食不规律有很大关系。这给患者朋友生活带来的很大的困扰。

据悉，胃病只要发展到萎缩性胃炎，癌变的几率就很大了。鉴此，胃病患者应学会从自身的感受与症状变化来识别胃癌的早期信号：1. 腹痛失去原有溃疡病发作的规律性，明显不同于往常；2. 胃痛发作时，进食或服药后无济于事，反而加重；3. 以往胃病发作时，食欲、体重和体力无多大影响，现在却出现食欲不振、乏力和明显体重减轻；4. 持续便血甚至呕血；5. 原因不明的上腹不适、乏力、消瘦；6. 经毕氏 Ⅱ 式胃手术后 5 年以上，有消化不良、消瘦、贫血和胃出血等情况。有以上六点信号后胃病患者一定要抓紧时机治疗，这很可能是癌变标志。

有很多患者都认为得了胃病没有什么可怕的，于时胃病是多年的老毛病，自己吃点药就行了。早期胃癌患者 80% 没有症状，少数有症状也是些非典型症状，极易同胃炎、胃溃疡等胃病相混淆。所以，千万不要自以为是地根据既往经验和症状来判断自己的疾病，自行买药解决，这是非常不科学的，极有可能干扰胃癌的早期诊断。患者朋友一定要有深刻的认识。

经过手术治疗后如果护理不当极有可能癌变。胃溃疡已经切除大半个胃了，不可能再得胃癌。胃因溃疡等良性病变进行部分切除后的残留体被称为残胃。而接受过胃大部切除的人，胃部癌变的危险性高于常人 2 ~ 6 倍。所以胃切除过手术后一定细心调养自己。

关于胃病的治疗，在此专家建议患者朋友，不能因胃切除就对胃癌掉以轻心，良性胃病术后的患者，术后 5 年应争取每两年作一次胃镜复查，术后 15 年每年作一次胃镜复查。这样可以尽量避免胃癌的复发，才能保证我们的身体健康不受侵害。

PART 3   生活中的养胃小门道

生活中常见一些人在不断的透支自己的健康：熬夜加班、烟酒不离手、大吃大喝、节食减肥、无辣不欢、饮食不定等等，这些行为直接导致的后果就是——胃病反复发作。那如何养胃？胃不好怎么调理？养胃的关键在于养成良好生活饮食习惯，摒弃诸如三餐进食不规律、吃饭过快和暴饮暴食等不良习惯。

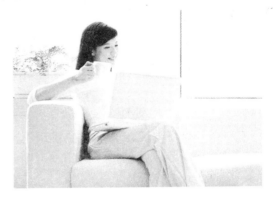

充足睡眠可养胃

许多人多有睡眠不足情况。长期睡眠不足容易导致变形性胃炎，并会刺激胃溃疡基因生长。虽然目前难以确定胃溃疡与睡眠不足的关系，但研究显示这会降低胃部血液流量，削减胃的自保能力，大大增加患胃溃疡的机会。

人的大脑是有两个活动一直在进行的，一个是兴奋，一个是抑制，这两个过程一直在不断的交替进行。睡眠是帮助消除疲劳，使人的体力恢复的不错的办法，从某些方面来说，睡眠是一种纯天然的补药，所以从古到今，很多的阳神学家对睡眠都很重视。如果一个人的睡眠时间不是很足，那么在第二天就会觉得头痛，脑袋胀痛，没有胃口，整个人也是没有精神的，工作效率和学习效率都在下降。因此说来，睡眠是一个很完整的休息的过程。当一个人处于睡眠中，他的肌肉是在不断的放松的，心率在这个时候也会逐渐地变慢，血压也在下降，唾液分泌在减少，呼吸在减少，身体的温度也在降低。

人在睡眠的过程中还是会一直的分解并排出体内新陈代谢的产物与此同时，又不断的获得一些其他的能源，这样才可以弥补损耗，生理功能得到恢复，身体的疲劳感也就消除了，无论是脑神经，消化的功能还是内分泌，或者是呼吸的功能都可以从这个过程里面得到休整，因此，身体内的各个身体的器官都可以拥有一个比较良好的功能环境。即使一

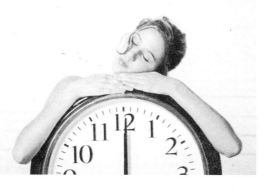

些部位有炎症或者是溃疡的病变，它们也会进行自我修复的功能，免疫功能在增强，人体对疾病的抵抗力也在提高。对于患有慢性胃炎的人来说，按时按点的睡觉是很必要的，充足的睡眠，按时起床，可以促进慢性胃炎的胃黏膜的自我修复的功能，所以，睡眠的保养胃对慢性胃炎的患者来说是非常必要的。

生活中怎么预防急性胃出血

急性胃出血是上消化道出血的最常见原因，约占70%左右。引起急性胃出血的常见疾病是胃、十二指肠球部溃疡、胃癌、出血性胃炎及口服药物引起的急性溃疡、严重烧伤和大手术等引起的应激性溃疡等。预防急性胃出血的措施：

1. 规律饮食：三餐定时定量，宜少量多餐，不可暴饮暴食，饮食宜清

淡，少食辛辣，煎炒，油炸，烈酒等不消化和刺激性食物，多食水果，蔬菜和纤维性食物，多饮水。进餐要细嚼慢咽，且心情要放松，饭后略作休息再开始工作。

2. 减少诱发因素：包括戒烟、不饮烈性酒，避免咖啡因（咖啡、浓茶、可乐、可可等）、辣椒、胡椒等刺激性食物摄取，食物亦不宜过甜、过咸及过冷。加强自我保健，注意生活饮食规律。

3. 不乱服药：尽可能少服用对胃黏膜有损伤的药物，若必须服用，应加服 H2 受体拮抗剂或碱性抗酸剂、胃黏膜保护剂、质子泵抑制剂等。对年龄大、全身有较严重的伴随疾病或需经常服用非甾体抗炎药（如阿司匹林、消炎痛）的患者，应给予维持治疗。

4. 保持心情愉快：不要悲观，减少无谓的烦恼。胃是最受情绪影响的器官之一。

5. 充分休息：避免熬夜及过度劳累，加强体育锻炼，如慢跑，打太极拳等。

6. 凡溃疡病复发次数多、溃疡愈合慢、曾出现并发症的病人应坚持维持治疗。

7. 充分休息：避免熬夜及过度劳累，加强体育锻炼是治疗的关键，慢跑，打太极拳等。

只有做到以上的预防方法，才能有助于广大市民朋友在生活中避免急性胃出血的侵害。

胃出血的注意和预防其实归根到底还是要养成健康合理的饮食生活习惯，好的科学的习惯永远是健康身体的必须。至于胃出血平时如调养，最重要的就是饮食调养。每个人对食物的反应都有特异，所以摄取的食物应该依据个人的不同而加以适当的调整，毋须完全禁食。

有了胃病更要预防感冒

在日常生活中，很多医生在给患者确诊为胃炎后总会嘱咐一句，要尽量防止自己感冒，季节变化人就爱感冒，所以我们一定要预防感冒。那么为什么胃炎要防止感冒呢？

上呼吸道感染是由病毒或细菌引起的鼻腔和咽喉发生感染的疾病，其中以普通感冒和流行性感冒较为常见。除上呼吸道局部症状外，上呼吸道感染还可同时出现全身不适，恶寒发热，恶心呕吐，甚或胃痛等全身中毒症状。

这是因为病毒或细菌通过上呼吸道进入人体后，迅速繁殖产生内毒素，并进入血液，通过血液循环带到全身，从而产生全身中毒症状。平素患有胃病者，此时更容易在细菌、病毒或毒素的刺激下发生胃黏膜充血、肿胀，加重原有的炎症而使病情加重或出现反复。

再者，患上呼吸道感染后就需服用一些感冒药，甚至抗生素，而这些药物对胃黏膜的刺激又如火上浇油，因服感冒药、消炎药等导致胃病加重者临床经常发生，有的还诱发了胃黏膜糜烂、出血。因而，胃病病人一定要注意预防上呼吸道感染。

如果已患上呼吸道感染，就要尽量避免使用对胃有刺激的感冒药、消炎药。可以采用辩证汤药或中成药治疗，尽量控制感染。有时，胃痛加重而外感症状本身却不明显，常被患者或医者所忽视。面对这种胃痛，止痛的措施虽多，但外感药物缺如，致病因素未除，止痛的效果很难理想，甚至延误病情。

按时进食，不暴饮暴食，不吃过冷或过热的食物，不用或少用刺激性调味品，如鲜辣粉等。所食食品要新鲜并富于营养，保证有足够的蛋白质、维生素及铁质摄入。避免长期服用消炎止痛药，以减少胃黏膜损害。节制饮酒，不吸烟，以避免尼古丁对胃黏膜的损害。

以上就是为什么胃炎要防止感冒，希望可以帮助到更多的患者。在冬天我们应该多多保暖，为了我们的健康着想，不要穿太少的衣服，尤其是胃炎患者很容易引起感冒。

秋日早餐吃热食保护胃气

很多白领一早就喝蔬果汁，虽说可以提供蔬果中直接的营养及清理体内废物，但人体内永远喜欢温暖的环境。身体温暖，微循环才会正常，氧气、营养及废物等的运送才会顺畅。所以吃早餐时，千万不要先喝蔬果汁、冰咖啡、冰果汁、冰红茶、绿豆沙、冰牛奶等。

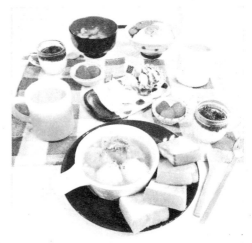

吃早餐应该吃热食，才能保护胃气。中医学说的胃气，其实是广义的，并不单纯指胃这个器官而已，其中包含了脾胃的消化吸收能力、后天的免疫力、肌肉的功能等。因为在早晨，夜间的阴气未除，大地温度尚未回升，体内的肌肉、神经及血管都还呈现收缩的状态，假如这时候你再吃喝冰冷的食物，必定使体内各个系统更加挛缩，血流更加不顺。日子一久或年龄渐长，会觉得怎么也吸收不到食物精华，好像怎么吃，身体也不结实，时常感冒，小毛病不断，这就是伤了胃气，降低了身体的抵抗力。

秋高气爽的秋天，人们的脾胃功能都在很大程度上削弱，特别是体虚者。粥，是人们秋季调理脾胃最好的饮食，因此人们可以不用再烦早餐要吃什么的问题了。秋天早餐喝碗粥，既可以泻秋凉，还可有效防秋燥。

芝麻粥：将捣碎的芝麻与大米一同煮，对于眩晕、记忆力衰退、须发早白有着很好的疗效。

莲米粥：将莲米泡发后，之后在水中用刷子将表其去皮，抽出莲心放清水煮烂，再和粳米一起煮食用。此粥具有健脾止泻、益肾固涩、养心安神的功效，脾虚食少，腹虚带下、遗精尿频、心烦失眠、健忘多梦的人群特别适用。

红枣糯米粥：将山药、苡仁、荸荠、大枣、糯米一起放入锅中煮成粥，在加入适量白糖，此粥具有健脾胃、益气血、利湿止泻、生津止渴的功效，病后体弱及贫血、营养不良、食欲不振、慢性肠炎等患者特别适用。

山芋粥：山芋和粳米一起煮成粥，平时经常食用可有效防高血压、动脉硬化、过度肥胖等症。

因此，早上第一样食物，可以是热稀饭、热燕麦片、热牛奶、热豆花、热豆浆、芝麻糊、山药粥或广东粥等，然后再配着吃蔬菜、面包、三明治、水果、点心等。

胃病患者应注意腹部保暖

每逢秋凉时节，闹胃病的人就会明显增多。一些原来患有胃病的人常易复发，严重者还会引起上消化道出血、穿孔。

所以'秋冻'要适度，还要把握时机，气温开始下降要及时加厚衣物，尤其是原先有胃病史和胃肠功能较弱的人，一定要特别注意腹部保暖。

特别在秋冬时节，由于寒冷的刺激，人体的植物神经功能发生紊乱，抵抗力和适应性随之降低；由于胃肠蠕动的正常规律被扰乱，人体新陈代谢增强，耗热量增多，胃液及各种消化液分泌增多，食欲改善，食量增加，必然会加重胃肠功能负担，影响胃正常工作。

应尽量避免饮用食用冰镇饮料食物，减少对胃肠过度的冷刺激；不吃腐败变质食物，减少病菌对胃肠道的侵袭；合理安排休闲娱乐，保证充足和高质量的睡眠，以提高人体免疫力。当然，对于正在遭受胃病折磨困扰的新老胃病患者来说，当务之急还是治病。

在诱发胃病的诸多因素中，是由于空调的使用。腹部着凉也是不容忽视的一个，实际上，胃是一个对外界气候和温度很敏感的器官，人体受到冷空气的刺激，胃就容易发生痉挛性收缩，从而引发胃痛、消化不良、呕吐、腹泻等症状。因此，胃肠功能虚弱的人在享受空调带来的凉爽的同时，一定要注意保护腹部不受寒着凉。

此外，夜间气温低，入睡时一定要注意盖好被子。天冷时，皮肤血管收缩，会把大量原来分布在体表的血液"赶"到体内，令体内的血容量和血管内的压力增加。一旦胃部病灶内的血管受炎症或溃疡侵蚀，管壁的牢度就会降低，如果再过度受凉导致血管内的压力骤增，就容易导致血管破裂引起胃出血。老病号还要注意平时要心平气和，避免紧张、焦虑、恼怒等不良情绪的刺激。

晚上睡觉可在肚子上外裹一件绒毛的衣服或毯子，注意手部和脚部保暖，腹部也不会冷。衣服宜选用轻、柔软、膨松、保暖性强的材料，如棉毛等。少吃或不吃生、冷食物，不喝凉水。睡觉时，即使是打个盹，也要注意盖被，避免腹部受凉。肠胃病患者除了要注意腹部保暖外，可进行适量运动来改善胃肠道血液循环，增强身体对温差的适应能力；吃东西要定时、定量，尽量少吃凉、辛辣和过热、过硬的食物，以免增加肠胃负担。

秋日冷水浴可以健胃

所谓冷水浴，就是用 $5 \sim 20^\circ\text{C}$ 之间的冷水洗澡，当然也包括冬泳。秋季的自然水温正适合冷水浴。冷水浴的保健作用十分明显。首先，它可以加强神经的兴奋功能，使得洗浴后精神爽快，头脑清晰。肌肤遇冷水时，大脑会立刻调动全身各系统、各器官加强活动，对冷的侵袭进行抵抗，全身组织和系统也因此得到锻炼。第二，冷水浴可以增强人体对疾病的抵抗能力。当冷水刺激后，皮肤血管很快就会收缩，将大量的血液驱入深部组织和内脏器官，内脏血管也随之扩张，稍停一会儿，皮肤血管再扩张，大量血液又从内脏血管流向体表，这样一张一缩，反复循环，提高了血管的承受能力，使血管弹性增强，有助于预防血管硬化，减少这方面的疾病，所以冷水浴又被称作是"血管体操"。第三，冷水浴还有助于消化功能的增强，使人食欲旺盛，对慢性胃炎、胃下垂、便秘等病症有一定的辅助治疗作用。

冷水浴的健身效果以"贯穿于一年四季并持之以恒"为最佳。冷水浴的开始时间应以秋季为宜，这不仅因为秋高气爽，自然水质清纯，更因为冷水浴必须采取循序渐进的方法：秋天，气温逐渐降低，人体对寒冷和冷水也逐渐适应，以至于到了数九寒天，冷水浴也不感觉太冷。秋季开始冷水浴，也适应了古人的"秋冻"法则。

冷水浴的循序渐进，还应包括洗浴部位的由局部到全身、水温的由高渐低以及洗浴时间的由短渐长。常见的冷水浴有以下五种：

1. 头面浴，即以冷水洗头洗脸。

2. 脚浴，双足浸于水中，水温可从高逐渐降，水温可从20℃开始，逐渐降到5℃左右。

3. 擦浴，即用毛巾浸冷水擦身，用力不可太猛，时间不宜太长，适可而止。

4. 淋浴，先从35℃温水开始，渐渐降到用自来水洗浴，训练有素者，可于寒冷季节到江河湖海中进行冬泳。一般来说，刚开始进行冷水浴，时间不宜超过半分钟，以后可适当延长，但寒冷时不可超过两分钟，暖季里也不宜长于5分钟。冷水浴以早晨进行为佳，寒冷时，浴前要做好热身活动，出水后要用力擦干全身。

5. 冷水浸泡：这是冷水锻炼的最高阶段。初期可用微温水开始，逐渐递减水温。当全身浸入冷水时，两手做周身按摩，促进皮下血管扩张和静脉回流，加速血液循环。浸泡时间不宜过长，应掌握在身体出现寒颤之前结束为好。

需要注意的是，冷水浴并非对每个人都适合。有些人的皮肤对冷水敏感，遇到冷水就会产生过敏症状，如起疹子、生紫斑等，这类特异体质的人就不能进行冷水浴；此外，患有严重高血压、冠心病、风湿病、空洞性肺结核、坐骨神经痛以及高热病人都不可进行冷水淋浴。

胃痛不宜用热水袋外敷

很多患有胃病的人在胃疼、胃胀时，用热水袋外敷可有不同程度的缓解，甚至有一部分患者自觉胃部发凉，吸一口凉气胃疼、胃胀加重，所以

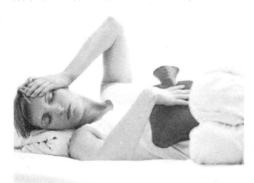

一些医者乃至一些病人就据此认为这是脾胃虚寒，其实这个观点很不全面，若想仔细分析一下其中原委，还得从本症的病理机制谈起。

产生胃部发凉的病理机制有如下几个方面：①荣血亏虚，胃失所养；②湿阻气机，胃失温煦；③寒蔽清阳；④瘀血痹阻，胃失所养；⑤阳郁不达，胃失温煦；⑥痰凝浊阻，弥留胃脘。慢性胃炎所见胃凉或遇凉胃脘症状加重的病机十之八九多为以上所阐述，而脾胃虚寒之证实为少见。

另外，根据祖国医学理论，胃为多气多血之腑，其发病规律多为阳热实证，因此，用热水袋外敷，或者在辩证不准确的情况下，盲目使用一些针对脾胃虚寒的保健药袋，无疑是火上浇油。同时，国内外有研究显示，先以冰袋继以热水袋放置10个患者的腹部，做内镜检查发现，8例放冰袋

时胃黏膜颜色转白，放热水袋时胃黏膜明显充血，用试验的方法佐证了以上所述。因此，慢性胃炎病人不宜或慎用热水袋外敷，包括一些保健药袋。

饭后嚼口香糖可防止胃酸反流

研究证实，饭后嚼口香糖是一种十分有效而且持续的唾液催生剂，可以使唾液流量在咀嚼后第一分钟便达到平常流量的 12 倍，提高唾液 pH 值，增强缓冲能力，防止胃酸反流。

在饭后嚼口香糖 20 分钟可将口腔内 pH 值保持在安全水平，显著降低罹患龋齿的危险性。对于刚刚进入替牙期的小学生来说，养成良好的口腔卫生习惯，坚持餐后及零食后咀嚼无糖口香糖，轻轻松松拥有健康好牙齿。

专家通过特殊仪器对每位受试者进食两小时后食管中的胃酸水平进行检测，并详细记录其不适症状出现的频率后发现，饭后嚼口香糖可缓解胃酸反流，减少不适症状出现的次数。

胃食管反流病是由于胃内容物反流进入食管引起的，患者会出现烧心、胃胀、反酸、打嗝、上腹部或胸骨后疼痛等不适，病症往往迁延难愈，严重影响生活质量。

该病属于心身疾病，其发生与人们工作生活压力大、精神紧张、过度劳累、生活不规律等不良生活方式密切相关。该病在我国青壮年人群中的发生率高达 8%。目前尚无有效根治手段，患者出现不适后，主要靠服用抑酸药改善症状。

保证健康生活方式是防治该病的前提，患者应调整并安排好工作和生活，避免过度紧张、劳累，保证规律生活，戒烟、戒酒，少吃辛辣刺激性食物和红薯、韭菜、粘食、油炸食品等刺激胃酸过多分泌的食物，并加强锻炼，提高食管和胃肠道运动功能。

英国科学家的这项研究也为患者提供了一种缓解症状的方法，患者不妨一试。但需要注意的是，空腹状态下不宜过多嚼口香糖，因为空腹时长时间咀嚼口香糖，反而会反射性地分泌胃酸，会导致恶心、食欲不振、反酸等不适，长期如此还可能引发胃溃疡和胃炎等疾病。

下午两点揉肚子治胃痛

生活中常有这样的场景，当肚子疼或者胃疼的时候，总是捂着揉一揉，疼痛就能有良好的缓解。胃肠功能不好的人，一直苦于找不到促消化的好办法。在下午 1～3 点这个时间段揉揉肚子，促进消化的效果最好。这是因为此时段小肠经经气最旺，按揉肚子可以加速小肠吸收，能促进消化。另外，按摩肚子上的中脘穴（脐上 4 寸）可缓解胃痛、腹胀、呕吐等。

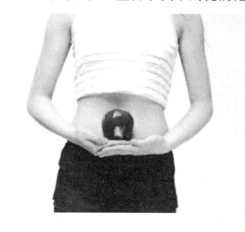

下午 1～3 点，小肠经当令，小肠的功能是吸收被脾胃消化后的食物精华，然后把它分配给各个脏器。按揉肚子可以使小肠加速吸收，因而能促进消化。另外，按揉肚子上的中脘穴（脐上 4 寸）可主治胃痛、腹胀、呕吐等脾胃病证。因此，消化功能不好，还必须常坐办公室的人，可在下午 1～3 点坐在办公桌前，用手轻轻按揉肚子，每次按摩以 30～60 次为宜。

尽管肚子疼的时候揉一揉就能缓解疼痛的生活智慧广为人知，但实际上，这样做的科学原理至今仍不明确。

人的肠胃极易受到不安、紧张、压力等精神层面和生活习惯的影响，当人的精神紧张时，自律神经系统平衡容易崩溃，导致肠胃功能恶化。除此之外，暴饮暴食、刺激性食物、吸烟等也会导致肠胃吸收能力减弱。

当人感到寒冷或者身体部分寒冷如进食了过多冷饮时，胃的温度就会降低，导致胃部血液循环不畅，胃动力减弱，而这时，人往往容易感到胃疼。

因此，当肚子疼和胃疼的时候，温暖的手抚在疼痛的部位，不但能够增加肠胃温度，调整自律神经的平衡，同时能够改善肠胃血液循环和动力，缓解疼痛。轻轻按揉疼痛的胃部和肚子还能有效起到按摩的作用，进而缓解疼痛。

尽管现在肚子疼揉一揉就能缓解疼痛的原理不甚明了，但不得不说这是老祖宗留下来的生活智慧，肚子疼痛的时候轻轻揉一揉，不但能够缓解疼痛，也能够改善心情，不妨多试一试！

但需要特别说明的是，当胃溃疡、十二指肠溃疡时，若饮酒过量，常会导致溃疡处破裂穿孔或溃疡处血管破裂出血，患者会因此感到腹部剧痛。若此时人们揉腹，机械性刺激则会使溃疡处损伤更甚，使病情加重，甚至危及生命。

孩子换牙期容易患胃病

胃病并非成人专利，儿童胃镜检查发现各类胃病的比率高达80% ~ 90%。专家指出，浅表性胃炎、十二指肠炎、消化性溃疡在儿童中的发病率最高，可见胃病绝非成年人专利，应该引起家长们的重视。

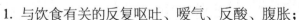

学龄前儿童如有下列临床症状需要作胃镜检查：

1. 与饮食有关的反复呕吐、嗳气、反酸、腹胀；

2. 反复腹痛，定位不确切，可局限于心窝部，也可见于肚脐眼周围，呈间隙性，腹痛无规律，可发生于夜间和清晨，但无肠道寄生虫感染史；

3. 原因不明的呕血或拉黑便，大便隐血检查多次呈现阳性结果；

4. 具有胃病家族史，孩子病程在 3 个月以上，伴有面黄、消瘦、贫血和上腹痛等症状。

由于胃镜在儿科起步较晚，以往的钡餐、X 线等并不能将儿科的消化系统疾病"一网打尽"。胃镜在消化道检查的有效率可以达到 99%，目前随着胃镜在儿科检查中的日益普及，儿童胃病这个"黑洞"逐渐暴露在阳光下，其中包括了慢性胃炎、十二指肠球炎、胃和十二指肠溃疡等，已经成为儿童的常见病，家长对此应高度重视。

一般来说，儿童的腹痛意识不明显，不能准确描述感觉，使得很多儿童胃病不能及时被发现。此外，该病症状的多样性也是让家长容易产生错觉的因素之一。胃病患儿的疼痛时间不固定，多数表现为餐后痛，也有一些表现为餐前痛，吃了东西后，食物中和胃酸，疼痛反而会减轻。相对于成人患者长达十几年的病史，儿童的胃痛往往表现为间歇性发作，每次也许只有几分钟或十几分钟，疼痛的感觉很快就可以消失。

除了一般胃病患者都会有的反酸、嗳气等症状之外，不同年龄的患儿，胃痛的感觉和表现也很不一样。

学龄期（7 ~ 14 岁）的孩子如果患胃病，有时候会感到不规律的腹痛，持续时间不一，而且有的溃疡还不一定伴有腹痛感，这让早期发现确诊更加困难。患儿还可能觉得胸骨下方不舒服，部分紧张的家长甚至会担心是不是心脏出了问题。

学龄前（3 ~ 6 岁）儿童对腹痛已经有了模糊认识，但是仍不能准确区分疼痛位置。"来就诊的学龄前儿童，超过 80% 都说自己是肚子痛，可是一检查，压痛点明显在上腹部。"所以很多家长会在孩子的"误导"下怀疑是肠蛔虫在作怪，使得真正的病因迟迟未被发现。

至于婴幼儿（满月 ~ 3 岁），他们还不能表达自己的感觉，一旦感到腹痛，往往会啼哭不止、食欲不好、厌食、呕吐、消化道出血等，还会有黑便、血便等症状。区文玑指出，正因为婴幼儿不能自述病史，家长如果再粗心大意，或者对上述症状自行曲解和处置，导致被送来医院的这个年龄段的患儿，往往病情相对严重。

不注意口腔卫生导致烂牙坏牙，也是不少胃病患儿的致病因素之一。不少孩子说自己胃疼腹痛，张开嘴一检查，发现臼齿表面全都是黑的。儿童7岁左右门牙开始换牙，10岁左右臼齿开始换牙。这个年龄的孩子吃东西，往往来不及细细咀嚼就已经咽下了肚。这样的孩子如果感到肚子痛，首先就是牙齿的问题。

牙齿是消化食物的第一道工序，需要给胃"把好关口"。如果在嘴里没有被咀嚼到位，食物到了胃里，胃的蠕动和胃酸分泌也就不能充分发挥作用，久而久之就容易出现问题。因此，家长从小就应教育孩子保护牙齿，养成每天两次刷牙的习惯，尤其是睡觉前的一次。同时不提倡小孩子用牙签，给孩子剔牙时，应该用牙线替代牙签。

冰箱使用不当易致胃病

随着冰箱的普及，居民吃隔夜菜和回锅菜的几率也相应增加，不健康的饮食习惯成了胃癌促发的一个原因。冰箱并非保险箱，在冰箱的封闭空间里，很多细菌繁殖的速度甚至更快，放在冰箱里的隔夜菜不仅没有得到保鲜反而被污染。

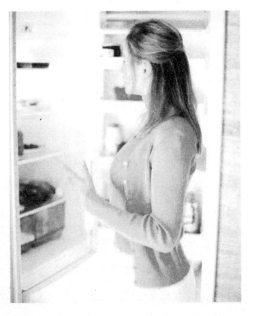

年轻人家庭的冰箱拥有率明显高于中老年人，由于工作和生活节奏普遍加快，生活中一年四季都离不了冰箱，长期食用久放冰箱的食物，增加了病菌侵入胃部的几率。

当然，胃癌发病率趋于年轻化也不排除与吸烟嗜酒有关。除了注意饮食清淡，少吃腌熏食品，多吃新鲜蔬菜外，早期排查也是防治胃癌的好办法，早期胃癌 5 年生存率可达 95%。

放置在冰箱中的食物，时间长了也是不安全的。要知道，冰箱并不是保鲜箱，即使长期放在里面的食物，也是需要清洗和消毒的。一般家庭冰箱冷冻室的温度设置在 -18℃ 左右，可杀死一般的细菌，在半年的时间内还能具有较好的保质作用。冰箱的冷藏室内，一般家庭常设置的温度在 4~8℃，很多细菌在这种温度下会放慢生长速度，但是对于一些嗜冷的细菌如李斯特氏菌来说，却滋长了它们的生长速度，人们一旦食用感染了这类细菌的食物，就会引起肠道疾病。

了解食物储存条件，建议随吃随买。在储存食物时一定要考虑到细菌滋生的问题，对于冰箱中的食物不要过长时间储存。如果家中有储存食品，应时刻注意各种不同食物的储存要求如储存温度、储存时间以及保质期等，一旦食物出现腐烂变质、发粘或有异味的时候就不要再食用。家庭中的食物最好做到随吃随买，从身体健康安全的角度，不建议"囤积"食物。

使用冰箱的误区：

首先，将牛奶和鸡蛋放在冰箱门上的瓶罐置物架，多数冰箱门架子上都设计专门用来放鸡蛋的部位，但是专家提示，这是冰箱最热的部分，根本不应该拿来放容易坏掉的食品。

第二，生肉放在搁架最上层，通常从超市或肉店买回家的生肉在打开又放回去后，很容易因为没有包好而导致血水流出，这样做将会让冰箱下层食物受感染而腐坏，若是滴到准备生吃的包心菜上，还会引发食物中毒。

第三，苹果和其他食物放在一起，苹果释放出乙烯，而这种气体会造成周围其他蔬果类食物坏掉，或是让它们失去风味。在某些极端的例子中，乙烯甚至是冰箱内霉菌生长的主要起因。你应该尽量将苹果放远离红萝卜与葡萄等蔬果，而且能用塑胶夹链袋或盒子密封苹果最好，这样才能毫无疑问延长冰箱内其他冷藏食品的食用期限。

第四，液体洒在搁架上不擦干，这会让你的冰箱成细菌滋生的温床。除了有液体在冰箱架子上时应立即擦干外，吃剩的菜都应该要尽量用保鲜膜或塑胶夹链袋封好，或是以密封式盒罐盖紧，一方面可以避免食物干掉，另一方面碰倒时不会有液体流出。

冰箱使用不当易致癌。其实真的是这样，科技进步有时虽然会令人们的生活更加便利，但是相反的也会带来一些负面影响。

治胃病首先洗净假牙

胃药是许多老年人的常备药，觉得不舒服时便会来上几粒。其实，在吃药之前，老年人尤其是戴假牙者应首先检查一下自己的口腔是否卫生。

幽门螺杆菌是导致胃病的元凶，主要来自于不洁的口腔，大量存储于牙菌斑上。当机体抵抗力下降时，随唾液或食物咽到胃内的幽门螺杆菌便"兴风作浪"，导致胃病的发生或复发。因此，要经常刷牙，注意口腔卫生，经常更换牙刷，戴假牙的老年人应该坚持每餐饭后细心清洗假牙，以彻底清除口腔病灶内、牙垢中和假牙上的致病隐患———幽门螺杆菌。

保持假牙的清洁卫生，要做到每餐后刷牙清洗，晚上睡觉时脱下，早上洗刷干净再置入口中。洗刷时应放点牙膏用牙刷顺齿缝刷清，切忌用热水烫，也不要用酒精或其它药液浸泡，以免假牙变形变质。夜晚就寝前，将假牙摘下，用牙膏清水涮洗干净泡在冷水中，使口腔组织得到充分的休息，保持假牙的清洁。每天清洗假牙也会防止口腔异味的发生。

一副假牙如使用合理，保养得法，能大大延长使用寿命。使用时还应注意，假牙一般承受力为 2 ~ 3 公斤左右，因此最好不要吃各种带硬壳的东西。在初戴 1 ~ 2 个星期内若有疼痛、不适，应立即去修改。当然老人应注意口腔卫生保健，全口假牙每隔 3 ~ 6 个月要去医院检查一次。如果假牙已经变形变色，发生断裂或隙缝瑕疵时，最好由医师诊断是否需要更新或矫正，以免不顺口的假牙影响日常生活品质。

随着年龄老化，戴假牙的人不断增加，但是许多老人保养假牙的方式是错误。长期下来，不洁的假牙除了因藏污纳垢造成口臭影响正常社交，还会产生蛀牙及牙周病，严重者甚至可能导致全身性的疾病。

专家指出，目前假牙佩戴者用来清洁假牙的方法林林总总，但有些方法可能会造成假牙损害或变形。一般人最常使用的方式是用清水浸泡过夜，这种方法可防止假牙干裂变形，但不具杀菌效果。

另外有人用醋水浸泡假牙，这种做法反而会残留怪味道，同时因为醋具侵蚀作用，易导致假牙树脂部分变形或染色。若使用盐水浸泡，也会导致假牙金属部分腐蚀及树脂部分变形。

有些人怕假牙残留细菌，刻意将假牙放进热水中煮沸，这种做法并没有杀菌效果，却会破坏假牙材质，让树脂变形；最夸张的是，还有人拿菜瓜布刷洗假牙，导致假牙表面受损，结果更容易沾粘残渣、滋生细菌。

其实正确的保养假牙步骤，应该是在每次饭后、睡前，用牙刷及牙膏将假牙仔细刷洗干净，再泡在温水或冷水中，另外也可以使用假牙清洁锭浸泡来达到杀菌的效果，通常只要浸泡 5 分钟即可，但戴用之前一定要用清水冲洗干净才能戴上。

胃不好宜选右侧卧睡姿

胃病是生活中多为见到的一种疾病，那么这胃病症状与睡姿有什么关系呢，是否睡姿不同对胃的影响就不一样呢。

如果经常向左侧睡，就比较不容易胃痛。而相反向右侧睡觉，容易导致胃酸往食管回冲，严重时还会导致喉咙酸痛、咳嗽、气喘、胸部紧压等问题。长期如此，还会导致食管癌。研究人员指出，这是因为侧睡会影响食管与胃部的位置。当侧睡右边的时候胃部比食管还高，胃酸就容易回流到食管。而侧睡左边时就不容易发生这种情况。

除食管癌外，很多疾病都是由于睡眠姿势不当而诱发或加重的。因此，讲究一下睡眠姿势就很有必要。

古言道：站如松，坐如钟，卧如弓。即坐要有坐相、站要有站相、睡要有睡相，拥有一个良好的睡相，对维持人的形象与健康都是非常有利的。

不少人睡觉醒来，觉得头晕眼花，腰酸背痛，疲惫不堪，究其原因，主要是因为睡姿不当造成的。

人的睡姿大体有俯卧、仰卧、左侧卧和右侧卧4种。根据统计，有65%的人习惯侧睡，30%习惯仰睡，而5%习惯俯睡。

仰卧是最常见的睡卧姿势。中医学称这种睡眠姿势为尸卧，采用这种睡姿，身体和下肢只能固定在伸直部位，不能达到全身休息的目的。在腹腔内压力增高时，仰卧又容易使人产生胸闷、憋得慌的感觉。这样仰卧着，还会自觉不自觉地把手放在胸前，使心脏受压，容易做噩梦。

俯卧时，全身大部分重量压在肋骨和腹部，使胸部和横隔膜受压，影响呼吸，加重心脏负荷。俯卧还会增加腰椎弧度，导致脊椎后方的小关节受压。俯卧时，颈部向侧面扭转才能使头歪向一边，这样又很容易造成颈肌受损。

左侧卧时，双腿微曲，虽有利于身体放松，有助消除疲劳，但心脏位于胸腔内左右肺之间而偏左，胃通向十二指肠、小肠通向大肠的出口都在左侧，所以左侧卧位时不仅使心脏收到挤压，而且胃肠受到压迫，胃排空减慢。

中医学认为：最符合人体工学的睡姿应该是向右侧卧，微曲双腿。人的身体若从侧面观察是个大S形，往前凸起的是肚子，臀部则向后翘。右侧卧使心脏处于高位，不受压迫；肝脏处于低位，供血较好，有利于新陈代谢；胃内食物借重力作用，朝十二指肠推进，可促进消化吸收。同时，全身处于放松状态，呼吸匀和，心跳减慢，大脑、心、肺、胃肠、肌肉、骨骼得到充分的休息和氧气供给。

当然，选择睡姿并无绝对好坏，对于一个健康人来说，大可不必过分拘泥自己的睡眠姿势，因为一夜之间，人往往不能保持一个固定的姿势睡到天明，绝大多数的人都是在不断变换着睡觉的姿势，这样更有利于解除疲劳。但是对于某些疾病患者来说，就必须注意睡眠姿势对健康的影响了。

胃病是生活中比较常见的疾病，主要有胃溃疡、各型胃炎和消化功能障碍等。对这些人来说，最好是朝右侧睡。从解剖学上看，胃大弯以及胃通向十二指肠、小肠通向大肠的出口都在左侧。因此，右侧睡不会压迫这些器官，有利于消化道内食物由上到下的顺畅运行。但是，患有食管回流这种消化功能障碍的病人最好左侧睡。如果右侧睡，从胃部返流向食管的酸性液体数量会大大多于正常情况，而且持续不断，容易引起胃部灼痛。

你走入了哪些养胃误区

养胃的关键在于养成良好生活饮食习惯，摒弃诸如三餐进食不规律、吃饭过快和暴饮暴食等不良习惯。其实，我们日常生活当中，有很多养胃习惯是做得不对的，您是否也在其中一列当中呢？如果是的话，及早改正过来，让胃得到真正的日常护养。

空腹喝牛奶。很多人都听说过睡前喝牛奶对胃有益的说法。其实，睡前喝牛奶、果汁对养胃并无益处，特别是对反流性食管炎患者更是大忌。因为牛奶中的蛋白、脂肪和糖分等会引起胃酸分泌，长期如此，在夜间空腹状态下有可能对胃造成损伤，并加重反流症状。平时喝牛奶，选在白天任何时段，且不要空腹喝，这样就不会伤胃了。

喝碳酸饮料。碳酸饮料是多数年轻人和白领比较热衷的饮料，喝起来美味又解渴。但专家表示，碳酸饮料中的气体很容易引起胀气，这类饮料含有较高的热量和各种添加剂，不宜大量饮用。在夏季，白开水、凉茶等才是最解渴的健康饮料。

吃盐渍食品和夜宵。如今，胃癌的危害极大。大量流行病学资料显示，长期高盐饮食、食用霉变、烟熏和盐渍食物都会增加胃癌发生的危险性。而抽烟、酗酒也是"帮凶"。喜欢半夜吃夜宵也不是好习惯。临睡前进食会导致胃酸分泌，而且产生的热量容易囤积。无论对胃、对人体都无益处。

稀饭养胃。稀饭养胃的说法似乎早已深入人心，然而稀饭养胃并不适合所有人群。我们以前生活条件差，吃不饱，吃不好，患萎缩性胃炎的人比较多，导致胃酸分泌不足。所以，才吃稀饭。吃稀饭能促进胃酸分泌，有助于食物消化，还能提升血糖，所以才有了"喝稀饭养胃"一说。

但是，现在人们的生活水平提高了，人吃得好，也吃得更饱了，因此也刺激胃大量分泌胃酸，患有反流性食管炎的病人大幅增加。这部分病人并不适宜喝稀饭养胃，"稀饭是酸性的，继续喝稀饭，反会火上浇油。"对于胃酸分泌过多的现代都市人而言，日常饮食则可以吃馒头、包子、面条等面食，面食属碱性，可以让胃的酸碱达到平衡，有助于减少胃病的发生几率。

拒食辛辣食物。一般来说，我们都知道刺激性食物对胃壁会有一定损害，所以都会建议人们能少吃就少吃一些。其实，浓度不是很大的辣椒会增加胃黏膜的血流量，并会刺激胃黏膜合成和释放前列腺素，有效地帮助我们阻止有害物质对胃黏膜的损伤，对胃有一定的保护作用的；大蒜能杀灭胃内的幽门螺杆菌；而适量的生姜可以达到暖胃、增强胃黏膜保护的作用，但胃病患者要根据自身的体质情况适当食用，因为姜来治胃病要分清体质，如果是热体的话，人则容易上火有口气。

其实胃并非十分娇气。健康的胃有一道胃黏膜屏障，具有完善的自我保护作用。要了解自己的胃部情况，因人制宜。在健康状态下，注意不在空腹时吃辛辣的食物，如果没觉得不舒服，吃点辣味美食也无妨。吃得好，还要吃得对，才能拥有健康的胃。

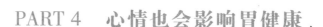

PART 4   心情也会影响胃健康

反复胃疼，不得不做个胃镜，这时你会埋怨谁？是天天吃盒饭还是长久以来心里的不痛快？其实，不是所有胃病都可以赖上"饮食不规律"，烦躁、焦虑等负面情绪也会传染给肠胃，让肠胃闹点情绪病。

我们都有这样的感受：高兴时，粗茶淡饭也香甜；烦躁时，纵有山珍海味摆在面前，还是苦涩难咽。可见，胃肠的功能对情绪非常敏感。消化科专家认为，胃是我们情绪变化的晴雨表，或者，干脆称之为"情绪胃"。

在电脑前忙了一下午，连喝口水的时间都没有，等忙完了，你很可能发现有反酸、口苦的感觉。这是因为焦虑、紧张等负面情绪，显著延缓了胃的消化与排空，肠道运动受到抑制。

医学研究发现，每一天，甚至每一分钟，胃的机能都受到情绪的影响并且影响十分明显，气愤、恐惧、激动、焦虑等情绪可使胃的分泌量增加，酸度增高；而抑郁、悲伤、失望等情绪，则使胃液分泌量减少，酸度下降，胃的运动减慢。无论酸度升高还是下降都会让我们的胃不舒服。

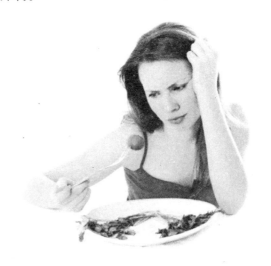

肠胃对"情绪刺激"格外敏感

专门支配内脏器官活动的神经叫做自主神经，由最高级中枢——大脑控制。也就是说，肠胃的最高领导是大脑中枢，"情绪"是中枢神经的反应，必然会通过对自主神经的影响，而影响到肠胃等内脏器官。胃肠道神经细胞数量非常多，仅次于中枢神经，因此对情绪的响应相当灵敏。而且这些细胞同时具有分泌的功能，在接收到大脑传来的"情绪刺激"的指令后，会立刻产生胃肠蠕动、消化液分泌的变化。

闹情绪会引发哪些肠胃病？

肠胃疾病除与刺激性食物、遗传素质有关外，更与焦虑、惊恐等情绪密切相关。一般来说，情绪波动引起消化机能的变化，随着情绪的平息，会恢复正常，不至于引起胃肠疾病。但是，过分强烈或持久的不良情绪，有可能引起胃肠疾病。最常见的是消化不良、腹胀、便秘等。此外，还会引起溃疡病，甚至是胃肠道肿瘤。

肠胃不高兴时，给它一味安慰剂。

1. 快捷剂型：一杯热饮

柚子茶、朱古力、咖啡等，无论何种热饮都可以。当热力进入体内，四肢百骸都被抚慰了一遍，肠胃中的"委屈"也降到了最低点，你会感觉承受的负面情绪压力小了，胃也舒服多了。

2. 营养剂型：一份甜点

甜味是我们最初的、本能的味觉，吃甜食时，身体会感觉受到鼓励和夸奖。所以，当你累了或情绪低落时，尤其忙得无法好好吃顿正餐或没有胃口的时候，不妨用一份甜点来安慰自己。

3. 甜蜜剂型：和他在一起

有最亲密的人陪在身边，你可以把今天遇到的"不高兴"全说出来，或者不用说，两个人一起做点什么，烦躁的情绪也会消减很多。

医学研究表明，情绪乐观是预防疾病的最好良药。在很多疾病中，身和心的因素往往是分不开的，所以要保持良好的心理状态，必须学会适当地给心情放假，给自己减压。

就餐时只关注食物，排空不良情绪。

带着情绪吃饭会把情绪吃下肚，影响肠胃健康。这是一种"饮食不卫生"，违背了饮食的本质。虽然我们不能保证时刻处于愉快的状态，但我们至少可以在用餐时放下烦恼。

不开心时，来点纤维素。

尽管保持乐观，每个人还是可能遇到情绪包袱，我们可以利用饮食减少情绪的影响力。例如肠胃运动需要动力，除了自身的动力系统外，饮食也是肠胃的动力源。粗纤维食物可以加速食物的消化，使排泄物变软，推动肠道运动，因而使排便顺利。饮食中的蔬菜、水果都是纤维素的最佳来源，以咀嚼次数为标准，越耐咀嚼的食物含纤维素越多。

经常运动，身体会产生快乐激素。

经常运动，能量通过合理的方式得到宣泄，分配到负面情绪的能量相对就少了。而且运动可以促使人体分泌一种"快乐激素"，有助于我们排遣压力和不快。

什么是肠胃焦虑症

肠胃焦虑症是一种由情绪引致肠胃运作失调的病症。它是一种功能性疾病，从表面上来看好像是肠胃出现了某些问题，然而实质上却没有任何的器质性损伤，只是功能的紊乱而已，而功能的紊乱又与情绪心态密切相关，也就是说这个病是由于心理状态引起的。

当心绪安宁时，症状消失和缓解，当情绪心情紧张或情绪焦虑恶化时症状加重。随着社会的快速发展和生存压力的加剧，肠胃焦虑症俨然成为一种困扰当代人健康的"顽疾"之一。

在医学内科学中，肠胃焦虑症也叫"肠胃神经官能症"。起病原因有两种方式：一是先有轻度的肠胃功能失调，但因未及时处理，而迁移时日略为长了一些，同时病人的心态比较敏感或者由于其它事正处在焦虑状态，加上这一躯体的不适，进而对疾病起了疑心，以为得了严重肠胃病，由此形成恶性循环，症状日复一日，不但不能消除，而且变本加厉更甚成病。另一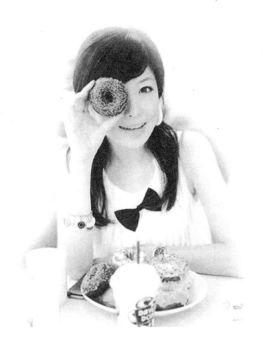是由于心理状态变化，诸如苦恼、烦闷、抑郁、焦虑、紧张、恐惧……等等，以致使心理功能紊乱，心理一紊乱，继发导致植物神经功能紊乱，由此又促使肠胃功能紊乱而发病，但这病的真正根子在心态而不是肠胃，当心态回复时，肠胃的症状也就随之缓解。

发病机理从肠胃生理中已经知道肠胃是最能呈现情绪的器官；因而支配调控肠胃活动的植物神经中枢在中脑与情绪中枢的联系密切，情绪稍有变动立即会引起植物神经功能的相应变化，进而影响到肠胃的活动与功能。例如良好的情绪会促进食欲，恶劣的心态使使食无味，这是因而良好的情绪时，神经系统处于正性的适度的兴奋状态，植物神经同样如此，因此肠胃的蠕动和分泌最健全完整有力、最能接纳食物和消化食物；而恶劣时则适得其反，一切都倒转过来，肠胃的功能紊乱：蠕动或无力或过度，分泌或不足或过量，蠕动无力会腹胀、会便秘，亢进会腹泻、会腹痛，分泌不足会食无味、会消化不良。

但这些都是一过性的，当情绪回复常态时，肠胃功能也随之正常；但假如久久不能恢复或变动过度激烈那也能进一步变成真正的器质性肠胃病。主要呈现和特征本病起病缓慢，不能确定确切发病时间，症状呈波浪形，时好时坏，持续时间较长，长者可经年累月。在胃的呈现主要是：饱胀、反酸、嗳气、食无味、恶心甚者还可以呕吐、上腹不适、打嗝、大量嗳气；在肠的呈现主要有：腹胀、便秘、或肠鸣充进、放屁；或大便稀烂、食不消化，甚者也可有"情绪性腹泻"；全身呈现：虚弱、疲乏、头晕、失眠、心悸、胸闷、精神不振、焦虑、抑郁、疑虑等等。

虽有那么多的问题，找过很多医院和医生，可检查都无明确疾病的证据，也得不出确切的诊断，也就说症状呈现很多很重，可就是查不出病的证据。这就是肠胃焦虑症的重要特征。另一个特征是，当有时心情好转和缓解时，症状会被"遗忘"；而情绪重起波动时，症状又被"记起"而出现。治疗肠胃焦虑症是心身双重功能紊乱，根子虽在"心理"，但确有生理功能的紊乱，某些时候，生理紊乱症状不适成为主要的焦虑烦恼。假如不能解除生理上的紊乱，那么任何解释都软弱无力。而予以解除生理上的紊乱后，患者感到躯体上的舒适，就会大大缓解心理上的压力而自行消除焦虑。因此切莫以为它是功能性疾病而等闲视之，而要认真用药解除调整生理功能、消除躯体上的症状。

接着应该做的是心理疏导，心理上的症结：焦虑、疑虑、恐惧、紧张、心事压力重重等不予消除，那么生理上的缓解也只能起一时之效，生理缓解之后，心理问题重又上升，当药效作用消失后，接着生理紊乱重现，症状随之复发，治疗前功尽弃。这也就是容易反复发作之由。彻底的治疗应该是双管齐下，心身同步。

哭泣超 15 分钟损伤肠胃

人从一生下来就会哭，哭泣是上天赐给人们的神奇礼物，适当哭泣有益健康，而哭泣过度则有害身心。

心理专家对眼泪进行了长达 15 年的研究发现，85% 的女性和 73% 的男性哭泣后悲伤和愤怒得到明显缓解，压力大大减轻。因受情绪影响而流出的眼泪中含有两种重要的化学物质——内啡肽和催产素。但是因洋葱等刺激而流出的眼泪中则没有这些物质。由此可见，哭泣落泪可以排出体内积蓄的导致抑郁的有害物质，减轻压力。

心理专家研究还发现，人悲伤时掉出的眼泪中，蛋白质含量很高。这种蛋白质是由于精神压抑而产生的有害物质，积聚于体内对人体健康不利。眼泪能把体内积蓄的导致忧郁的化学物质清除掉，从而减轻心理压力。

专家认为，女子的寿命普遍比男子长的原因，除了职业、生理、激素、心理等方面的优势之外，善于啼哭，也是一个重要因素。通常人们哭泣后，情绪强度会减低40%，反之，若不能利用眼泪把情绪压力消除掉，会影响身体健康。

但哭泣并非完全有益健康，如果悲伤和愤怒情绪得到发泄后仍哭泣，就会伤身体。哭泣时间过长，容易损伤视力，也更容易让人进入心理疲劳期。因此，哭泣时间不宜太长，一般在 15 分钟内为好，压抑的心情得到发泄、缓解后就不能再哭，否则对身体反而有害。哭泣超过 15 分钟，容易导致胃病。因为人的胃肠消化功能对情绪极度反应特别敏感，忧愁悲伤或哭泣时间过长，会直接影响到胃肠功能，导致胃的运动会减慢、胃酸分泌减少，酸度下降、消化减慢，影响食欲，甚至诱发各种胃部疾病。

被吓出来的胃溃疡

受到惊吓会得胃溃疡吗？这个问题的回答是肯定的，但这并不是说所有受惊吓的人都会得胃溃疡，仅有很少一部分人在精神受到强烈刺激后会发生本病。

导致溃疡发生的原因可能是病人在受到强烈的精神刺激后引起交感神经兴奋和血液中儿茶酚胺水平的增高，使胃黏膜下层的动静脉短路开放，因此正常流经胃十二指肠黏膜毛细血管床的血液便分流至黏膜下层动静脉短路而不再流经胃的黏膜。

这样在严重的应激期间黏膜可以发生缺血、血流量减少，最终造成严重的黏膜损伤。当黏膜缺血区域发生坏死时便形成应激性溃疡。此时，盐酸和胃蛋白酶的消化作用可以加速应激性溃疡的形成，因为，缺血的胃黏膜较正常黏膜更易被盐酸和胃蛋白酶所消化。

在应激状态下，过度的交感神经兴奋导致黏膜缺血后，反射性引起副交感神经兴奋，使黏膜发生充血，从而进一步造成黏膜损伤和坏死，导致溃疡的形成以及出血和穿孔。在这种应激性溃疡的病例中，有相当一部分患者合并出血，并以出血为首发症状，也可以发生穿孔。

这一点应引起注意。治疗要首先去除精神因素，并进行抗酸及抗胆碱、保护胃黏膜的治疗，对于大出血或持续出血不止的病人，应考虑手术治疗。

另外，人体在生气愤怒时胃液分泌量会增加，这也就胃溃疡创造了条件，而在悲伤忧愁时胃液分泌量却会减少，这可能有利于胃内隐匿的溃疡密切相关的幽门螺旋杆菌的生存，也容易导致人体得溃疡，所以说胃病也是一种情绪病，保持良好的情绪是健康的一大保障。

欣赏画作能治胃病

唐朝王维，不仅是著名诗人，而且是丹青高手，他的画还治好了一个人的肠胃病。

据宋朝文学家秦观在他的《淮海集》中记载：有一年，他在河南汝阳县得了肠胃病，久治不愈，心中烦恼。一天，有个姓高的朋友拿着一幅王维的山水画《辋川图》给他看，并说："看了这幅画，你的病就会好，我曾用它治好过几个病人。"秦观很奇怪，画怎能治病呢？然而，朋友一番好意，不妨试试。于是他病卧于床，每天细细观画。渐渐地，每当他看到这幅山清水秀的《辋川图》，读着画中优美的诗句时，就好像自己已经离开了病床，一步步走进了那迷人的画中境界，呼吸着山谷中清新的空气，聆听着那森林深处传来的阵阵鸟鸣，面对着这幽静宜人的大

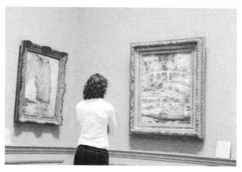

自然美景，不由得使他神清气爽，心境开朗，感到浑身充满青春活力。经过几天"画中游览"，秦观的病痊愈了。

看画为何能治病呢？这是因为，秦观的肠胃病经过反复治疗，已成强弩之末，只因他心中不愉快，体内免疫功能一直处于低下状态。而当他看到王维的名画时，立即受到一种高尚的艺术熏陶，精神为之一振。由于他心情振奋，以前降低的免疫功能很快在短期内恢复到正常状态。为此，机体得以自我调节，疾病自然也就很快康复了。

这个故事归根到底说的还是情志对胃病的影响，心情舒畅了，胃也就舒服了。

听歌也可治胃病

在餐厅里放点音乐，效果妙不可言。美国营养学家根据调查发现，听着悦耳的音乐可以营造出一种轻松温馨的气氛，在这样的氛围之中进食，人们大多会情绪放松、食欲增强、细嚼慢咽。时间长了就会大大降低得胃肠病的机会。英、美、日等国有医院也采用了音乐治疗的方法。

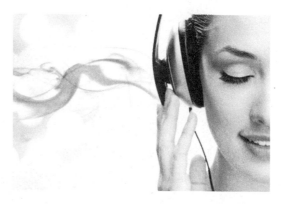

用餐时的音乐是要有所选择的，至少应符合以下两个标

准：第一，要厚实深沉，节奏舒缓，具有感染力。第二，音乐中的三要素即音量、音频、音色三个方面要和谐。

吃饭时不宜选择打击乐、摇滚乐，因其节奏明快、铿锵有力，会使人心跳加快，情绪亢奋，所以会影响食欲，有碍消化。当然，也不宜选择哀伤情调的音乐。

乐观是胃病的一剂良药

心态是脾胃的"晴雨表"，乐观向上的人群就很少得脾胃病。反之，思虑过重，闷闷不乐，脾气暴躁的人群不仅容易患脾胃病，还很容易得癌症。因此，一个人无论在任何艰难困苦的条件下，应当始终保持乐观主义精神，这是战胜一切困难，也包括战胜疾病的最大"法宝"。

为什么人在生气时，常常会感到胃疼呢？那是由于我们的肚子里有个大脑，我们称之为腹脑。

腹脑与大脑分工合作。一个人的内脏在75年中大约要通过30多吨的营养物质和5万多升的液体，这些东西的通过量由腹部大脑高智能地操纵着。腹脑能分析成千上万种化学物质的成分，并使人体免受各种毒物和危险的侵害。肠子是人体中最大的免疫器官。它拥有人体70%的防御细胞，大量的防御细胞与腹脑相通。当毒素进入身体时，腹脑最先察觉，然后立即向大脑发出警告信号，人们马上意识到腹部有毒素，接着采取行动：呕吐、痉挛或排泄。

科学家认为，越往消化系统的深处，大脑对其的控制力越弱。口、部分食管及胃都受大脑控制，胃以下部分则由腹脑负责，当最后到达直肠及肛门时，控制权又回到大脑。

腹脑会做梦也会生病。大脑与腹脑经常有同样的表现，反应也是同步的。在患老年性痴呆症及帕金森氏病的病人中，常在头部和腹部发现同样的组织坏死现象疯牛病病人通常是大脑受损而出现精神错乱，与此同时肠器官也经常遭到极度损害；当脑部中枢感觉到紧张或恐惧的压力时，胃肠系统的反应是痉挛和腹泻。

大脑与腹脑细胞及分子结构的同一性可以解释，为什么精神性药物或治头部毛病的药物对肠胃也会起作用。比如抗抑郁症药可能引发消化不良，治偏头疼的药可以治疗肠胃不适。不久前，一种治疗肠功能紊乱的新药投放市场，而这种药物原来是用来治疗恐惧症的。

腹脑也会生病，而且比头脑的毛病还多。当腹部神经功能紊乱时，腹脑便会"发疯"，导致人的消化功能失调。人们在腹脑中还发现了与大脑记忆功能有关的同种物质。研究表明，腹脑具有记忆功能。过度或持续不断的恐惧不仅在头部留下印象，甚至会给肠胃器官打下烙印。

每一个患病的人情绪多少都有些低落，往往抱怨自己怎么这么倒霉，为什么疾病偏偏找上了自己。其实人吃五谷杂粮，哪里有不生病的道理，既然疾病光临了，我们就应该以一种积极乐观的态度面对它，"既来之，则安之"，烦躁抱怨对治疗病痛是一点用都没有的，只能加重病情。

"忧则伤身，乐则长寿"。现代医学证明，积极乐观的精神状态对疾病的康复大有好处。然而很多患者却常因病历缠身而情绪消极低落，这对疾病的治疗和康复都会产生很大的负面影响。所以患者除了积极有效地接受疾病治疗外，还要能够正确地认识自己的疾病，培养健康乐观的心态，通过精神的调养来帮助自己尽快康复。

既然精神调养对疾病的康复可以起到很大的作用，那么患者首先要注意调养精神，培养积极乐观的心态，对待自己的病痛要泰然处之，要相信疾病是完全可以治愈的，不必过于担心忧虑，并树立战胜疾病的信心，做到"兵来将挡，水来土掩"，同时积极响应医务人员的治疗，对医务人员充分地信任，与医务人员密切配合；在患病过程中，凡事要冷静思考，养成冷静与理智的习惯，正确处理治疗过程中可能出现的各种突然打击，一旦治疗中出现不顺利的情况，要有足够的心理准备，并能够承受这种打击，并且要善于自我排解，以使心神安定。这对于疾病的治疗都很有帮助。

　　因此，患者在治疗期间，一定要注意培养乐观情绪，平时可以看看书、栽种一些花草树木、与朋友聚会交谈、听听音乐等。科学研究证明，悦耳的音乐通过感官传到大脑的边缘系统和脑干网状结构，对人体的内脏和躯体可以起到一定的调节作用。这些方法都可以怡畅情感、矫治忧郁，有利于积极乐观情绪的建立，对病体的康复非常有益。

第三篇　一日三餐吃对了，胃就不那么累

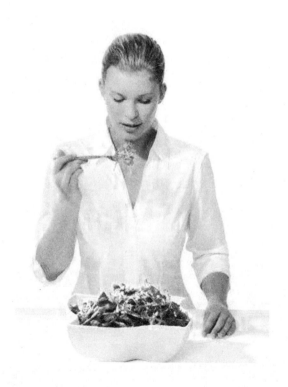

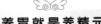

PART 1　饮食习惯决定胃健康

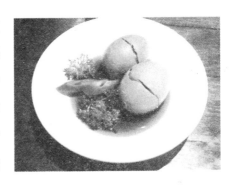

"民以食为天"，吃是每个人永恒的人生追求。在物欲横流的今天，形形色色的吃文化更是充斥着人们对"吃"的追逐。然而，在我们大呼"吃"之过瘾的同时，又可否知道，有些"吃"竟不知不觉就伤害到了你的胃！

三餐进食的最佳时间

一日三餐的最佳时间是什么时候呢，很多人也是对这个问题不太了解的。很多人在日常生活中，吃饭时间都不是很准确，经常不按时吃饭，所以对最佳吃饭的时候也都不是很了解，所以想要知道什么时候是最佳吃饭时间，也是需要进行详细咨询，这样使得对这样的问题，也是有着很好了解。那一日三餐的最佳时间是什么呢，下面就详细的介绍下，使得我们在日常生活中吃饭，都是可以按照这些标准来，这样对身体各方面，也是没有任何危害，是一个健康选择。

一日三餐的最佳时间：

早餐——7：00。

清晨，太阳慢慢升起，身体也渐渐苏醒。到了早上7点左右，胃肠道已经完全苏醒，消化系统开始运转，这个时候吃早餐最能高效地消化、吸收食物营养。满分早餐至少应包括三类食物：谷类食物，如面条等；动物性食物，如肉类、蛋类、奶制品等；还有富含维生素C、可以补充膳食纤维的蔬菜和水果。如果再加上一两种坚果，那就更完美了。

加餐——10：30。

上午10点半左右，人体新陈代谢速度变快，大部分人往往会隐隐感到有些饿了，这个时间需要吃个加餐补充能量，特别是学生、上班族等用脑一族，有助于集中精力、保持高效的学习工作状态。加餐不拘一格，可以吃一个黄瓜或西红柿，还可以喝半杯牛奶、1小瓶酸奶、两三块豆腐干或者一小把坚果。值得注意的是，加餐后，午饭就要根据胃口酌情减量。

午餐——12：30。

中午12点后是身体能量需求最大的时候，肚子咕咕叫就是在提醒大家要吃午餐。对于很多人来说，午餐时间虽然比较短，但仍要细嚼慢咽，切忌边工作边吃饭。完美午餐最好遵循三个搭配原则：一是粗细搭配，适当吃些小米、全麦、燕麦等，有助于预防便秘；二是干稀搭配，除了干粮外，最好喝些滋润的汤粥类；三是颜色搭配，最好吃够五种颜色，比如白色的米面，红色的西红柿、肉类，绿色的蔬菜，黄色的大豆、胡萝卜，黑色的黑米、黑豆、黑芝麻等。

下午茶——15：30。

午饭和晚饭的间隔时间较长，到了下午16点左右，体内葡萄糖含量已经降低。提前吃点下午茶，可避免思维变缓，防止出现烦躁、焦虑等不良情绪。下午茶要像正餐那样搭配，最好挑选2～3种具有互补作用，可以保证营养均衡的食品。比如一种谷物食品（饼干、面包干），配一种奶制品，或一个时令水果，饮料以白开水和清茶为宜。

晚餐——18：30。

晚饭最好安排在 18 点至 19 点中间，一定要在睡前 4 个小时解决，这是食物在胃肠道中完全消化吸收所需的时间。如果吃得太晚，过不了一会儿就该睡觉了。食物消化不完就睡，不仅睡眠质量不佳，还会增加胃肠负担，也容易诱发肥胖，导致多种慢性病。晚饭要吃得清淡，不能肥甘厚味，适当吃些肌纤维短、好消化的瘦肉、蛋类、富含蛋白质的海鲜或豆类都可以，少吃肥肉；晚餐还要保证食物多样性，多吃蔬菜和粗粮，有助于摄入更多膳食纤维，增加胃肠动力；控制食量也很重要，饭后半小时适当锻炼，可以避免脂肪堆积。

夜宵——21：00。

糖尿病患者和晚上还要进行脑力工作的人可以适当吃些夜宵，但必须谨慎选择食物和控制食量，否则弊大于利，除了消化系统，心脑血管也会受到损害。吃夜宵的时间应该安排在睡觉前两个小时，21 点左右比较合适。夜宵进食量要少，尽量别超正餐的一半。食物选择上，以低脂肪、易消化的食物为宜，容易消化的面包片、清淡的粥类比较好。

通过以上说明，对一日三餐的最佳时间也是有着一些了解，因此在吃饭的时候，都是可以按照以上的方法进行，但是要注意的是，在吃饭的时候，在不同的时间当中，选择的食物也是有着一些区别，尤其是在夜间，不要吃油腻的食物。

吃饭是门"技术活儿"

"吃好喝好"可能是老百姓餐桌上最普通的祝辞了，在"民以食为天"的国人心目中，这 4 个字的含义却是深刻的。不但要吃饱、喝足，还要好吃、有营养，吃的氛围更是要开心、和谐。中国人吃饭从追求"饱"到追求"美"，再到追求"爽"，吃饭越来越是个技术活儿。能否吃得既健康又美味，不妨在菜品种、搭配、上菜顺序上下点功夫。

凉菜宜多含淀粉。先吃些含淀粉的食物和蔬菜，再吃肉类和鱼类，让胃里先进入一些淀粉，可以减少后面的蛋白质浪费，也能很快缓解饥饿，延缓进餐速度，减少空腹饮酒的危害。比如蕨根粉、凉粉米皮、土豆泥、糯米藕、百合红枣、五香芸豆等，这些凉菜中所含的膳食纤维，也能弥补后面热菜中的不足。

热菜宜多样化。如果把食物划分成肉类、水产类、蛋类、蔬菜类、豆制品类、主食类等这几大类，点菜时各类食物都要纳入。在肉类中，尽量选择多个品种，猪肉、牛肉、羊肉、禽肉、鱼肉等都可以考虑。蔬菜类中再分为绿叶蔬菜、橙黄色蔬菜、浅色蔬菜、菌类蔬菜。点菜时最好多样组合选择，避免食材重复。

注意荤素比例。除了纯素菜肴之外，不妨选择那些原料中同时含有荤素食材的菜肴，比如肉类配合坚果和蔬菜，鸡汤配合蔬菜和菌类，水产品配合青菜围边。这既能达到美食感，又能改善各类食材的比例。

主食别拖到最后。很多人习惯最后考虑是否上主食。其实不妨在热菜中选择含有土豆、红薯、芋头、杂粮之类的食材品种，或在热菜上了几道后就提早上主食，这样有利于控制血脂。最好是"农家乐"之类的粗粮薯类组合，玉米饼、小窝头、紫米粥、绿豆粥也是不错的选择。

饭吃八分饱刚刚好

人们在对待饮食的量上，"吃要吃饱"仍是相当多的人的饮食要求，一日三餐都狂吃海饮者大有人在，毫无节制的饮食使人的胃、肠等消化系统时时处于紧张的工作状态，各内脏器官也被超负荷的利用而无法保养。

调养肠胃可以说是大事，也可以说是小事。大事是因为调养肠胃与我们的健康息息相关，如果肠胃不好，其消化吸收功能必然受影响，人体所需的营养则可能会无法得到补充；说是小事，则是养护肠胃从细节出发而言，饮食、生活习惯，这些方面一个细节的改变，都可能会成为我们的健康助力。

一天三餐、定时定量、规律饮食。定时主要讲的是三餐规律，在正常的饮食时间饮食即可，很多年轻人因为工作的原因，总是习惯早、中餐一起吃。早饭不吃、胃就没有食物进来，胃就像一个不停运作的加工厂，如果没有食物加工，胃部所分泌的胃酸就会腐蚀胃黏膜。到了中午的时候，早中餐一起吃，大量的食物涌向胃部，加大了胃部的工作量，可能会引起胃部的不适。

再谈定量的问题，很多年轻女性为了减肥，经常只吃一点点，有的人甚至因为吃得少，直接饿晕了。人体要维持正常的功能活动，都需要消耗热量，这些热量大部分是由每天摄入的食物提供，如果没有足够的能量供应，则可能会出现晕厥的情况，特别是低血糖人群，如果不按时按量吃饭，严重者甚至会休克。吃得过饱，胃酸不能完全消化，也会加重胃的负担，长此以往，会造成胃功能减退。因此，吃饭八分饱，刚刚好。

每餐只能吃八分饱，不可吃得太撑。在食物种类方面，五谷主食不可少。多吃富含纤维素、维生素的新鲜蔬菜、水果，以促进胃肠蠕动，加快体内有害物质的排泄过程。

新鲜食物虽营养，但每次最好只煮一餐分量，而且要注意卫生安全。慎防病从口入。因此，剩菜应用保鲜膜包好，放置在冰箱内冷藏。此外，厨房最好准备两套砧板和刀具，熟食、生食分开处理，以免交叉污染。

少油、少糖、少盐分，永保身体健康。太多脂肪会导致心血管疾病、糖尿病、高血压产生。因此，烹调方法用蒸、煮、烫、炖、烤、卤、凉拌等，减少油脂的吸收。此外，鸡汤、高汤置于冰箱，可去除汤上凝结的浮油。烹调最好不加味精，以防麸酸钠超量。同时，防止含糖食物使人体发胖，对血脂肪也有不利影响。太多钠（在盐、酱油、味精、腌制品中）则会使水分滞留在体内，引起水肿，血压上升。

拒绝零食陷阱。糖果、瓜子、花生等食物热量不低，别边看电视边吃这些东西，不知不觉中吃了令人发胖的热量。

多喝白开水或茶。每日饮水（含汤）至少6碗（杯），每碗（杯）以250cc计算。喝饮料不要加糖，充足的水分可以促进和改善便秘高血压的人特别重要。当然，水分也可促进体内废物排泄，对肾脏和泌尿道结石的预防和治疗有帮助。

啤酒加炸鸡？吃饭别赶时髦

"炸鸡和啤酒"究竟有多火？只要在微信发送这两个词，手机屏幕上就会纷纷落下一堆小雪人；如果上百度搜索这两个词，屏幕上立即被飘扬的雪花所弥漫。因热播韩剧《来自星星的你》中女主角千颂伊的一句台词"下雪天要吃炸鸡和啤酒"，炸鸡和啤酒成了眼下最流行的套餐。不过，这两样高热量食品吃多了可对健康无益。

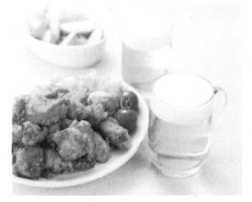

油炸食品很不容易消化，尤其是患有慢性胃炎等胃功能较弱的人群，油炸食品吃多了，会堵在胃部，消化不了，就会犯恶心、呕吐。炸鸡属于精细食物，如果常常吃炸鸡会引起便秘，从而引起上火。吃油炸食品，再搭配酒类，就更会刺激肠胃，容易损伤胃黏膜，尤其在寒冷的雪天，油炸食品、冷且刺激的酒，接连下肚，很容易消化不良、受凉，极易引发急性肠胃炎。特别是平时不喝啤酒的人，突然频繁喝啤酒更是伤身。这样的搭配吃几次赶赶时髦没有问题，切记不要经常"炸鸡加啤酒"熬夜追剧。

从健康饮食的角度说，炸鸡加啤酒的搭配热量和脂肪含量都很高，一份原味炸鸡，大约有400千卡的热量，一瓶啤酒的热量大约有250千卡。吃一顿啤酒加炸鸡，至少就要摄入600多千卡的热量。而正常女性每天需要摄入 1700 千卡的热量，男性在 2200 千卡左右。吃一顿啤酒加炸鸡的浪漫套餐，其实已经相当于吃一顿正餐了，这对于追求苗条身材的俊男靓女来说并不是一个好消息。

其实，深受浪漫韩剧"毒害"的不仅仅是肠胃，还有皮肤。炸鸡中可能含有的激素，会紊乱人体中的激素水平，导致痘痘、痤疮的形成，加上油腻的炸鸡和刺激的啤酒，会导致内火旺盛，上火后也易催生痤疮等，而油脂过多，更易堵塞毛囊，引起皮肤感染。

炸鸡和啤酒都是高热量的食物，如果想控制体重，建议人们少吃甚至不吃这两类食物。啤酒被称作为"液体面包"，它的热量比较高。100 毫升啤酒的热量达到 32 卡路里，按一罐啤酒 355 毫升计算，其中的热量约为 113 卡路里，相当于半碗白米饭的热量。如果你一顿灌下了两罐啤酒，相当于吞下了一整碗白米饭。而炸鸡的热量更厉害，一只 100 克的炸鸡腿，热量高达 279 卡路里。

高热量食物中，炸鸡块首当其冲，另外还有方便面、汉堡包、焙烤食品（面包）、速冻食品、牛肉片、火腿肠等。同样的鸡肉，如果用瓦罐煮汤，100 克的热量为 190 卡路里，比炸鸡的热量要低 89 卡路里。所以，网络上还流传一种"闪脂"的吃炸鸡方法：把炸酥的皮扯掉，只吃里面的白肉。

吃一次炸鸡和啤酒的后果是"严重"的：我们骑车一小时所消耗的热量大约为 184 卡路里，也就是说，如果你咬下一只鸡腿需要骑车一个半小时，再喝下一罐啤酒你还得继续骑 38 分钟。

对于消化不好的、患有痛风的、血脂血压都比较高的、年纪较大的、身体本身比较虚弱的这几类人是尤其不能吃此类食品的。炸鸡配啤酒的吃法，一冷一热很可能会引起消化系统不适，造成腹泻等后果。所以建议不要跟风模仿，吃饭别赶时髦。

水果什么时候吃最好？

许多餐馆为了吸引顾客，都会在餐后上一盘美味的果盘。人们在酒足饭饱之后，吃上一些甜甜的水果，感觉非常不错。酒店饭菜较为油腻，少吃点水果清口是可以的，但如果有条件，水果还是应该和饭菜隔开一段时间。饱食后再接着吃水果，不仅不利于水果中营养成分的吸收，还容易给肠胃造成负担。

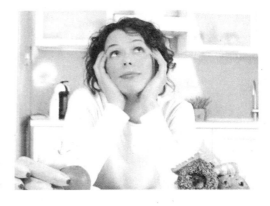

当我们在吃了正餐之后，各种蔬菜、主食在胃里还没有被完全消化的时候，再吃一堆水果的话，那么水果中的营养物质无法被肠胃充分吸收，造成浪费。而且，水果是生冷食物，在刚刚吃了热乎乎的饭菜后马上进食，会让肠胃出现不适。另外，饱食之后吃水果，所含果糖不能及时进入肠道，以致在胃中发酵，产生有机酸，引起腹胀腹泻等多种肠胃不适症状。

那么，水果到底什么时候吃最好呢，饭前 1 小时或者饭后 1 ~ 2 个小时最好（除了柿子等不宜在饭前吃的水果除外）。水果中许多成分均是水溶性的，饭前吃有利于身体必需营养素的吸收。另外，水果是低热量食物，其平均热量仅为同等重量面食的 1/4，同等猪肉等肉食的 1/10。先吃低热量食物，比较容易把握一顿饭里总的热量摄入。此外，许多水果本身容易被氧化、腐败，先吃水果可缩短它在胃中的停留时间，降低其氧化、腐败程度，减少可能对身体造成的不利影响。

一日三餐中，尤以早餐后 1 小时吃最健康。因为早餐通常比较简单，热量低，上午九十点钟的时候，补充一些含糖量高的水果，能够迅速转化成能量，让人充满精神。而晚餐之后最好不要吃水果，过多的糖分代谢不出去，容易造成肥胖。

我们也要注意，不要在晚上临睡觉前吃水果，不然充盈的胃肠会使你的睡眠受到影响。千万别以为吃水果是件小事，消除了这些误区，才能培养出真正对健康有益的生活习惯。

夏天是新鲜的水果大量上市的季节。水果含有人体必需的多种维生素、矿物质、碳水化合物、粗纤维、蛋白质及脂肪等营养素，吃水果不但可口，并能促进身体健康，进而达到防治疾病，养颜美容的效果，是最受现代人欢迎的天然健康食品。但吃水果的时间要正确，新鲜水果的最佳食用时段是上午。

同样是吃水果，选择上午吃水果，对人体最具功效，更能发挥营养价值，产生有利人体健康的物质。这是因为，人体经一夜的睡眠之后，肠胃的功能尚在激活中，消化功能不强，却又需补充足够的各式营养素，此时吃易于消化吸收的水果，可以应付上午工作或学习活动的营养所需。

在英国有这么一种说法，即"上午的水果是金，中午到下午3点是银，3点到6点是铜，6点之后的则是铅"。上午吃水果，可帮助消化吸收，有利通便，而且水果的酸甜滋味，可让人感觉神清气爽，有助一日的好心情。反之，入睡前吃水果，不利于消化，尤其是纤维含量高的水果，对肠胃功能差的人来说，更是有损健康，凉性的瓜类在入睡前更应节制食用。

需要注意的是：在你空腹的时候，不能吃这些水果。

西红柿：含有大量的果胶、柿胶酚、可溶性收敛剂等成分，容易与胃酸发生化学作用，凝结成不易溶解的块状物。这些硬块可将胃的出口——幽门堵塞，使胃里的压力升高，造成胃扩张而使人感到胃胀痛。

柿子：含有柿胶酚、果胶、鞣酸和鞣红素等物质，具有很强的收敛作用。在胃空时遇到较强的胃酸，容易和胃酸结合凝成难以溶解的硬块。小硬块可以随粪便排泄，若结成大的硬块，就易引起"胃柿结石症"，中医称为"柿石症"。

香蕉：含有大量的镁元素，若空腹大量吃香蕉，会使血液中含镁量骤然升高，造成人体血液内镁与钙的比例失调，对心血管产生抑制作用，不利健康。

吃饭时看电视易患消化不良

很多人有吃饭时看电视的习惯，其实边吃饭边看电视很不卫生，有碍于身体健康。

边吃饭边看电视有多种坏处：

其一，容易影响食欲。食欲除了生理因素可以引起食欲外，外部因素也可以通过条件反射来增强食欲。边吃饭边看电视人们往往以电视为主，忽视了食物的味道，使本来已经出现的食欲因受到电视的抑制而降低或消失，久而久之就会出现营养不良现象。

其二，影响食物的消化与营养的吸收。人在吃饭时，需要有消化液和血液，帮助胃肠消化食物。吃饭时看电视，大脑也需要大量的血液。这样，相互争着血液的供应。结果，两方面都不能得到充分的血液，就会吃不好饭，也看不好电视。时间长了，还会发生头晕、眼花。

所以，在家中不要边吃饭边看电视，最好是饭后 20～30 分钟再看电视。如果一定要看电视时，在选择电视节目时，少看或不看紧张刺激情绪的节目。此外，吃饭时也不应看手机。

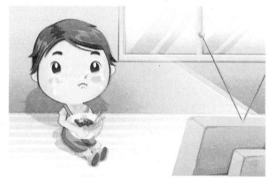

饭后不宜马上散步

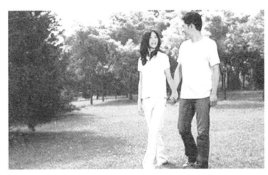

俗话说"饭后百步走，活到九十九"。如今，无论是早晨还是夜晚，通过走路锻炼的人越来越多，饭后散步似乎成了人们健康生活的一部分。然而，刚吃完饭就散步对身体是否有益呢？

从消化生理功能来说，饭后胃正处于充盈状态，这时必须保证胃肠道要有充足的血液供应，以进行初步消化。刚吃完饭，为了完成食物消化，人的血液主要分配在消化系统，立即运动，包括散步，会造成血液流向肢体，不利于食物消化和营养吸收。专家建议，饭后百步走最好在饭后休息一段时间进行。饭后适当休息一下，可保证胃肠道能得到更多的血液供应量。

专家表示，通过散步、行走促进健康要注意选择好时间，如果早晨空腹散步就不利健康，午饭前散步，则可以增强体质、促进食欲，晚饭前散步，则会减低食欲、燃烧脂肪，睡前适当散步，则有利于大脑放松、促进睡眠。为了保证正常休息，睡前 1 小时应避免散步。

有些人的"吃饱"，不过是胃感觉到了胀满，而营养却没有吸收进体内，身体仍然处于"饥饿"状态。这个时候匆忙起身而走，势必会有一部分血液集中到运动系统去，这样就延缓了消化液的分泌，破坏了胃的正常消化，容易诱发功能性消化不良。

因此，"饭后百步走"并不适合所有的人，它只适合于平时活动较少，尤其是长时间伏案工作的人，也适合于形体较胖或胃酸过多的人。这些人如果饭后散步 20 分钟，有助于促进胃肠蠕动、胃肠消化液的分泌和食物的消化吸收，是有利于身体健康的。但至少应在饭后 20 分钟后再开始百步走。

饭后匆忙走动所消耗的能量，实际上是透支了进餐前的体能，人体内的血液就会更多地分布于躯干、四肢等活动部位，使胃肠道血液供应量相应减少，消化酶的分泌也随之减少。此时要是紧跟着再做一些对灵敏性和准确度要求较高的活动，比如驾驶，很容易导致不良后果。根据美国保健学会专家的调查发现，许多车祸的发生与肇事者饭后立即驾驶有关——正餐过后，坐进驾驶仓，血液都集中于胃部，大脑缺氧现象严重，注意力难以集中，反应速度减慢，灵活性下降。

有些人是饭后"不能走"的，这是指体质较差，尤其是患有胃下垂等病的人。这些人饭后不宜散步，就连一般的走动也应减少，可以选择在饭后平卧10分钟。因为饭后胃内食物充盈，此时再进行直立性活动，就会增加胃的振动，加重胃的负担，引起或加重胃下垂。患有心脑血管病的患者最忌饭后运动。因为饭后胃肠活动增加，胃肠部的血流增加，脑部的血流相应减少。

另外，秋季气温干燥，进餐的时候吃得红光满面、大汗淋漓，要是匆忙离开餐厅，在萧瑟的秋风刺激下行走，汗腺及皮下组织中的毛细血管骤然收缩，容易引起风寒头痛，还加大了心脏的供血负担。因此，饭后适当静坐，闭目养神30分钟然后再活动比较合适。

PART 2　以食为天中的养胃秘诀

我们都知道想要有一个好的身体，前提是您要有一个健康的胃。在我国的古代就有一种说法，就是"民以食为天"，这个就是告诉人们吃饭是多么的重要，并且吃也是每个人必须做好的一件事，不吃好，怎么可能会有一个好的身体呢？没有好身体，还可以说什么其他的理想吗？

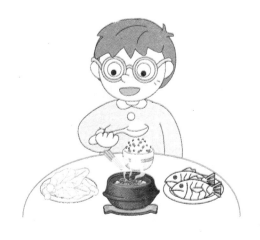

吃得科学胜过吃得好

吃对人体的健康影响到底有多大？对人体健康产生影响的因素中，个人生活方式占60%，遗传占15%，环境占17%，医疗条件占8%，其中，科学合理的膳食占据了非常重要的位置。

目前的调查表明，上世纪八九十年代，慢性病发病一般在55岁左右，现在因为生活方式改变，40岁左右的中青年群体中也开始出现，并且成为高发人群，大概提前了15年。

吃得好不等于就吃得健康。想要拥有健康的身体就要平衡膳食结构。在日常食品选择上，食物种类要尽量多，每类食物数量要平衡适度，尽量选择天然食物，以及不过度加工的食物，这样才能吃出健康。

有人说"早晨吃得像国王，中午吃得像贵族，晚上吃得像贫民"，也就是我们说的"早上吃好，中午吃饱，晚上吃少"。大多数人听了认为就这么一说，无所谓。可也有人希望了解他的科学依据，更有人认为这种说法是一种误导。其实，这一民间顺口溜，在中医里是能够找到依据的。为了尝试说清楚依据，必须引入以下两个中医最基础的概念。

阴阳学说是中医的基础。阴阳学说包括：阴阳对立、阴阳互根、阴阳消长、阴阳转化四个方面，其内容十分的丰富。这里简单地说一下。

中医认为阳主生发、生长，阴主收敛、收藏。一年四季春夏养阳、秋冬养阴，一天之间白天为阳，夜晚为阴。那么早上阳气上升，为一天生发、生长的开始，这个时候，你吃再多的食物，在生发、生长时，这些食物都能被消化吸收，相反到了晚上，阴气逐步上升，人体开始收敛，这个时候，如果你吃太多的食物，非但不能很好的被消化吸收，还会要调用你的元气，来消化这些食物，对身体不仅无益，反而还有害。所以说，早上要吃得饱，晚上要吃得少。

现在，有些朋友和家庭，白天苦于没有时间，早上各自匆忙往肚子里填些东西，有的甚至还不吃早餐，中午又胡乱加点，而到了晚上，有了时间，就满满的准备了丰盛的晚餐，或合家围坐，或朋友相聚，要把早上和中午的损失夺回来，有的吃了晚餐还要连夜宵，直吃得肚胀腰圆才心满意足。

还有一些女士，为了达到减肥的目的，早上不吃早餐，中午又减量缩食，直饿得头昏眼花，到了晚上忍不住要饱吃一顿。其实在早上，你吃再多的食物，随着阳气的生发、生长都能消化吸收，不会使人发胖。而晚上饱食而眠反而达不到减肥的目的。这些也都不是健康的饮食习惯。

十二个时辰和十二条经络相对应，是中医的又一基础理论。一天二十四小时分为子丑寅卯等十二个时辰，是大家都知晓的。而人体有十二条经络并且分别对应于十二个时辰，这个一般朋友可能不太了解。

中医把这一一对应称之为"当列"。（所谓"当列"可以用"值班"来比喻。也就是说，这时这条经络的气血最为旺盛）例如：寅时（3：00~5：00）为肺经当列，通俗的说；就是这个时候，人体是由肺经值班。

肺主气，主宣发，就是指由于肺气的推动，使气血津液得以到达全身，内而脏腑经络，外而肌肉皮毛，无处不到，以滋养全身的脏腑组织。（通俗讲就是肺负责把气血津液分配到人体各处）而这种散布（分配）需要在深睡眠中才能得以很好实现。因此，如果有人在凌晨3~5点总是睡不着，使得肺气宣发不够，人体的脏腑经络，肌肉皮毛的不到充分的滋养，长此以往对身体是有伤害的。

又如一天的未时（13：00~15：00）为小肠经当列。小肠主吸收。人们进食后，食物经过胃的消化，大约3~4个小时后到达小肠，而我们中午饭3~4个小时后，经过胃消化过的食物正好到达小肠，这个时候又是小肠经当列，如果有丰富的营养，正好被完全吸收。所以说，我们中午要吃得好一点。

所以，人们常说"早吃好，午吃饱，晚吃少"是符合科学的。严格地说，早、中两餐的饮食量应该相当，分别占全天饮食量的40%。由于经过一夜睡眠，需要实充大量水分，所以早餐应比午餐的水含量多些，容易消化和吸收的食物多些。晚餐要吃少，尤为重要。晚餐饮食应占全天饮食量的20%左右为好。因为白天的饮食已转化成各种营养进入血液，输送到人体各个部位，满足了各部位活动的需求。待到晚上，活动量减少，对营养需求也减少。睡觉时，人的基础代谢很低，白天"结余"的热量差不多可维持一夜的睡眠，晚餐仅仅是满足从晚饭到上床睡觉这段时间的需要。如果吃得多，消化不了，血液流速减慢，血脂便沉积在血管壁和腹壁上，使人发胖，易引发动脉硬化、高血压等疾病。晚餐应以床睡觉时稍有饥饿感为度。

一般情况下，一天需要的营养，应该均摊在三餐之中。每餐所摄取的热量应该占全天总热量的1/3左右，但午餐既要补充上午消耗的热量，又要为下午的工作、学习提供能量，可以多一些。所以，一日三餐的热量，早餐应该占 25%～30%，午餐占 40%，晚餐占 30～35%。那么，一日三餐应怎样安排呢？

早餐不但要注意数量，而且还要讲究质量。主食一般吃含淀粉的食物，如馒头、豆包、玉米面窝头等，还要适当地增加一些含蛋白质丰富的食物，如牛奶、豆浆、鸡蛋等，使体内的血糖迅速升高到正常或超过正常标准，从而使人精神振奋，能精力充沛地工作学习。午餐应适当多吃一些，而且质量要高。主食如米饭、馒头、玉米面发糕、豆包等，副食要增加些富含蛋白质和脂肪的食物，如鱼类、肉类、蛋类、豆制品等，以及新鲜蔬菜，使体内血糖继续维持在高水平，以保证下午的工作和学习。晚餐要吃得少，以清淡、容易消化为原则。如果晚餐吃得过多，并且吃进大量含蛋白质和脂肪的食物，不容易消化也影响睡眠。

另外，人在夜间不活动，吃多了易营养过剩，也会导致肥胖，还可能使脂肪沉积到动脉血管壁上，导致心血管疾病，故应合理安排一日三餐。

需要注意的是，晚餐吃少要因人而定。"晚餐要吃少"不能一概而论，应根据不同人的情况而定。在通常情况下，"晚餐吃得少"是以早睡为前提的，因为晚餐吃得过饱会加重消化系统的负担，还会干扰大脑皮层的抑制，妨碍入睡。

但是，对于学生、教师、医生等脑力工作者而言，由于晚上大多有开夜车的习惯，这样一来，不仅不能少吃晚餐，相反，还要适当加点夜宵。否则经常熬夜挨饿，不仅影响睡眠质量，还会产生胃肠疾病和低血糖症状，对健康不利。因此，晚上需要较长时间工作、学习的人，一定要将晚餐吃饱、吃好。晚餐饮食应以富含维生素 C 和粗纤维的食物为主，这类食物既能帮助消化，防止便秘，又能供给人体需要的纤维素和微量元素，防止动脉硬化，改善血液循环，有益于人体健康。

此外，食物也有"日夜"说。科学家将食物分为日间食物与夜间食物两大类。日间食物最适合在上午 6 点至下午 3 点半之间食用。日间食物主要有牛肉、羊肉、西红柿、胡萝卜、柑橘类、青豌豆等，含有氧气等能量；夜间食物有苹果、香蕉、梨、土豆、黄瓜、干果、乳制品、鱼、蛋等，富含二氧化碳等。这些食物最好安排在下午3点半以后再吃，不仅有助于减肥，对健康也有一定好处。

勤换花样少生癌。饮食单一、长期偏食、挑食是诱发癌症的罪魁祸首。研究发现，长期以玉米、山芋、豆类等富含粗纤维的食物为主食的人，食道、胃等上消化道细胞容易被食物磨损，易促使癌症提早发病。如果长时间以肉类等含脂肪过多的食品为主食，脂肪容易在大肠、胰脏等器官周围聚集，影响细胞分解，致使上皮细胞增生，时间一长同样诱发癌变。有鉴于此，经常改变口味，变换食谱，使餐桌多变翻新，是简便的防癌方法。

养胃从吃好早餐开始

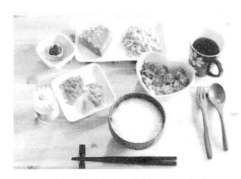

一日三餐中，早餐最重要，因为维生素、矿物质、蛋白质及其他营养素是人体不能合成的有机物，只有靠饮食补充，并且这些营养在体内可供利用的时间只有6小时。一个人经过一夜睡眠后，体内的维生素等物质已经消耗完，如果不及时补充，将严重影响工作和学习。

不吃早餐血糖过低时开车危险。早晨起床后，人体已有10来个小时没有进餐，胃处于空虚状态，此时血糖水平也降到了进食水平。开始活动后，大脑与肌肉消耗糖（即血糖），于是血糖水平会继续下降。这时如果还不进餐或进食低质早餐，体内就没有足够的血糖可供消耗，人体会感到倦怠、疲劳、暴躁、易怒，反应迟钝。美国营养学家的相关调查表明，许多车祸的发生都与肇事者血糖水平过低，反应迟钝有关，因此营养学家警告开车族们，血糖过低时开车与酒后驾车同样危险。

不吃早餐老得快。在睡眠中，胃仍在分泌少量胃酸，如果不吃早餐，胃酸没有食品去中和，就会刺激胃黏膜，导致胃部不适，久而久之则可能引起胃炎、溃疡病。不吃早餐，人体只得动用体内贮存的糖元和蛋白质，久而久之，会导致皮肤干燥、起皱和贫血等，加速人体的衰老。国外相关的实验证明，早餐摄入的营养不足很难在其他餐次中得到补充，不吃早餐或早餐质量不好是引起全天的能量和营养素摄入不足的主要原因之一。严重时还会造成营养缺乏症如营养不良、缺铁性贫血等。并且，一顿凑合的早餐，难以补充夜间消耗的水分和营养，会造成血液粘度增加，增加患中风、心肌梗塞的可能。而且，早晨空腹时，体内胆固醇的饱和度较高，不吃早餐还容易产生胆结石。

吃好早餐不易发胖。有的人喜欢吃高热量的早餐，午餐和晚餐则为低热量或省略不吃；而有的人早餐只是简单凑合，午餐和晚餐却相当丰盛、热量高。这两种人一天摄入的热量虽然相同，但脂肪氧化的情况却不同。早餐吃高热量食品的人，再配合低热量的午、晚餐，脂肪不容易囤积。而早餐不吃或吃得太简单的人，根本无法提供足够的热量和营养，等到午、晚餐的时间，脂肪消耗的能力变差，而又吃进高热量的食物，结果是吃进的热量比消耗的热量多，当然易变胖。

高质量早餐应该富含水分和营养。牛奶、豆浆符合上述要求，可任选一种，还应加上其他"干点"，加适量蛋白质和水果蔬菜。

根据中国营养学会推荐的早餐最低标准，早餐中应含有人体每天所需的维生素、蛋白质、氨基酸、碳水化合物以及其他微量元素，通俗地说就是要有一个面包、一杯牛奶、一个鸡蛋、一个水果等多种营养物质。

早餐要粗细、干湿搭配，除有蛋白质，还要有多种维生素、矿物质、膳食纤维。但遗憾的是，从儿童到老年人，无不是匆匆打发了一天之中营养摄取最为重要的一餐，却反而在晚餐时超量补充营养。因此，患胆结石、胃病、肥胖的人并不少见。

专家指出解决早餐的办法是：每天早起 30 分钟，按照标准吃下一个鸡蛋、一片面包、一杯牛奶、两片苹果、一瓣香橙、三片胡萝卜、三片黄瓜、一个青椒、半个西红柿、一片西式火腿。这是最理想的早餐食谱。

试着把饭吃得慢一点

现代人吃饭的速度愈来愈快，大多数的食物都没嚼几口就进了肚子，狼吞虎咽成了典型现代人的饮食习惯，殊不知细嚼慢咽的好处比狼吞虎咽多了许多，"细嚼慢咽"吃的食物量减少了一半，但是吸收的营养却增加了 50%，胃和小肠的食物处理量减少了一半，大肠的处理量更减少到原有的 39%。身体处理较少的食物却得到更多的营养，肠胃系统的负担大幅减轻之后，就有余力将原来积存的垃圾或宿便清除干净。

有调查证明，吃饭老是狼吞虎咽的人，患胃癌的概率比较大。而多咀嚼可以减少食物对消化道的负担，降低患胃肠道癌症风险。唾液有很强的"灭毒"作用，能让导致肝癌的罪魁祸首黄曲霉素的毒性在 30 秒内几乎完全消失。

人们经常说细嚼慢咽有助于消化，这种说法是有道理的，胃是磨碎食物与初步消化的器官，因此食物会在胃里停留一定的时间，由胃的蠕动与胃液消化，将大颗粒食物转化为小颗粒。小颗粒食物分解成小分子，顺利通过消化道黏膜而进入血液，其他大分子就只能变成粪便排出。细嚼慢咽可以把食物磨得更加细小，有利于胃排空（食物由胃排入十二指肠）。

胃排空的速度和食物的性状和化学组成有关，糖类比蛋白质快，蛋白质比脂肪快，稀的、流体食物比稠的、固体食物快。

一般人吃点糖、喝点水，很快就会觉得肚子里空空如也，而吃块肉，则能"撑"很长时间，就是和胃排空的速度有关系。

也正因为如此，如果细嚼慢咽的话，食物会更加颗粒化、流体化，也必然会加快胃排空的速度，也就是提高了消化的效率。

吃饭慢能够有效减少食物的摄入量，避免过量饮食导致肠道疾病出现。人只有在饥饿的时候才会进食，而这时恰好是食欲最旺盛的时期，为了防止饮食过量造成肠胃负担，慢慢吃饭是最好的方法，因为大脑神经接收饱腹感信号通常需要约 15～20 分钟的时间。

众所周知，食物是通过口腔再进入食道的。食物在口腔中咀嚼的过程，能够与唾液结合生成唾液淀粉酶。而这种物质恰恰是促进消化的主要原动力。如果你的吃得太快，容易造成新陈代谢速度减慢，食物中的维生素、矿物质和氨基酸等无法得到充分吸收，大量营养流失。

吃饭快的人往往不会在意食物的美味与否，认为只要能填饱肚子就行了。相反，吃饭慢的人懂得精挑细选，选择一些营养价值高的食物来作为自己餐桌上的美味，既享受了食物的美味和乐趣，又不失营养和健康，一举两得，何乐而不为之。

快速进食容易导致胃酸倒流或胃灼热，原因是，进食速度过快很大程度上会影响食物在胃肠内的消化。当大量的食物无法完全被消化时，就会出现上述症状。这样不仅严重损害胃肠健康，长此以往，还会诱发更多的疾病，百害而无一利。

细嚼可促进唾液分泌，正常成人每日分泌量可达 1.0～1.5 升，这么大的量必有其重要作用。我国历代养生学家将它誉为玉泉、甘露或华池之水，现代科学认识到，唾液是由唾液腺产生的，大的唾液腺有 3 对，即腮腺、颌下腺、舌下腺，小的唾液腺遍布口腔黏膜，包括唇腺、舌腺、颊腺、腭腺等。唾液内含有具有特殊作用的酶类，包括淀粉酶等 10 余种，还有粘蛋白、免疫球蛋白、氨基酸、碳酸氢钠、尿素及一些钠、钾、钙等。其实，唾液确有重要的功能。

吞咽异物是医院常见急症原因之一，究其原因，十有八九是没有细嚼慢咽而"囫囵吞枣"。鱼刺、鸡骨梗在食管内，严重者甚至可穿破主动脉壁引起大出血而丧命！

食欲旺盛，热能摄取过多是发生肥胖的主要原因。许多减肥药都是通过抑制食欲来达到目的，往往都有一定的副作用。细嚼慢咽持久的味觉刺激可以反馈地使食欲得到满足，而旺盛的食欲得以平息。因而不会过量摄食。英国学者罗尔斯指出，短时咀嚼鸡块可胃口大开，但慢慢咀嚼至5分钟以上就可使胃纳减少。

细嚼可唤起反射性胰岛素分泌，而慢咽减轻胃的急剧扩张，而胃的机械扩张会降低假饲引起的胰岛素分泌。在临床上，糖尿病病人几乎都是吃饭太快，缺乏对食物充分的咀嚼。

有日本学者认为，咀嚼肌与大脑之间具有"热线"联系，咀嚼运动可提高大脑思维能力，增强信息传递，防止脑细胞老化；咀嚼运动促进腮腺分泌一种腮腺激素，具有抗衰老作用。细嚼慢咽还能使人心绪平稳，保护心脏。

细嚼慢咽可以使唾液分泌量增加，唾液是碱性的，口腔唾液中含有水分、蛋白、淀粉酶、溶菌酶和各种电解质成分，唾液可以湿润并溶解食物，可以引起味觉并有助于吞咽。其中，淀粉酶可以使食物中的淀粉分解成麦芽糖，进行初步的消化。咀嚼充分的食物会与唾液混合成润滑的食团，便于吞咽和通过食管，不会对食管和胃黏膜造成负担。咀嚼的时间越充分，分泌的唾液就越多，随食物进入胃中的碱性物质也就越多，它们可以中和过多的胃酸，平衡酸碱性，减少胃酸对胃黏膜的自身侵害。

唾液总的蛋白质进入胃部以后，还会在胃里反应，生成一种蛋白膜，对胃可以起到一定保护作用。

胃病患者怎样分餐

胃病也可以传染，而且有时候比肝炎更容易传染。

在外就餐时人们都会格外注意卫生，但是家庭成员在与家人共同吃饭时就比较随便了，可是专家建议家庭成员间在用餐时最好采用分餐制，以免病菌相互感染。

幽门螺旋杆菌是胃部杀手，它在人的胃内长期大量繁殖，可导致终生感染并引起胃炎，从而造成胃溃疡久治不愈。同时，它又具有较强的传染性。世界范围大规模流行病学调查证实，幽门螺杆菌在人群中的感染率可高达50%以上，而家庭集聚性的感染传播又是幽门螺杆菌的重要感染途径。

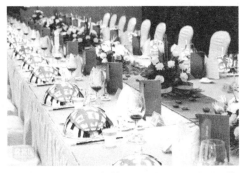

研究发现，亚洲人共用饭碗、筷子和菜盘的习惯使得胃溃疡在家庭成员中极易交叉感染，其发病率要远高于分餐制的欧美国家。

在日常生活中，人们对于肝炎等传染性疾病较为重视，而对于胃溃疡等细菌感染性疾病则往往忽视，共用碗筷进餐的现象普遍。其实，碗筷最易感染细菌。据检测，人们常用的每个饭碗和每双筷子上感染的细菌可达1600～3000个。当人们共用碗筷时，唾液里的细菌可通过饭碗、筷子等餐具互相交叉传染、传播。这也是习惯与家人共用碗筷进餐的人胃溃疡感染率和发病率较高的重要原因。

对此，专家建议：家庭成员在与家人共同吃饭时应采用分餐制，而不要共用餐具，提倡个人专碗专筷，这是有效防止幽门螺旋杆菌交叉感染的一个重要措施。

对患有胃病的人来说，在饮食上还有一些方面需要格外注意。

1. 饮食不要过饱，以防止胃窦部的过度扩张，从而增加胃泌素的分泌，加重胃病；

2. 细嚼慢咽，避免急食，咀嚼可增加唾液分泌，后者能稀释和中和胃酸，并可能具有提高黏膜屏障的作用；

3. 有规律地定时进食，以维持正常消化活动的节律；

4. 当急性活动期，以少吃多餐为宜，每天进食4～5次即可，但一旦症状得到控制，应鼓励较快恢复到平时的一日三餐；

5. 饮食宜注意营养，但无需规定特殊食谱；餐间、睡前不吃零食；在急性活动期，应戒烟酒，并避免咖啡、浓肉汤和辣椒、醋等刺激性食品，以及损伤胃黏膜的药物。

应养成正确的进食顺序

人们每日饮食离不开饭、菜、汤和水果，可这些食物应该按什么顺序吃才合理，许多人并不清楚。

众所周知，"饭前喝汤，胜似药方"。吃饭前，先喝几口汤，等于给这段消化道加点"润滑剂"，使食物能顺利下咽，防止干硬食物刺激消化道黏膜，从而有益于胃肠对食物的消化和吸收。

若饭前不喝汤，吃饭时也不进汤水，则饭后会因胃液的大量分泌使体液丧失过多而产生口渴，这时才喝水，反而会冲淡胃液，影响食物的吸收和消化。所以，有营养学家认为，养成饭前和吃饭时进点汤水的习惯，还可以减少食道炎、胃炎等的发生。但吃饭时将干饭或硬馍泡汤吃却不同了。因为汤泡饭由于饱含水分，松软易吞，人们往往懒于咀嚼，把食物快速吞咽下去，这就给胃的消化增加了负担，日子一久，就容易导致胃病的发作。

各种水果的共同特点是富含各种营养物质，食用后对人体健康大有益处。水果的主要成分是果糖，无需通过胃来消化，而是直接进入小肠就被吸收。而米饭、面食、肉食等含淀粉及蛋白质成分的食物，则需要在胃里停留一段时间。如果进餐时先吃饭、菜，再吃水果，消化慢的淀粉蛋白质会阻塞消化快的水果，所有的食物一起搅和在胃里，水果在体内三十六七摄氏度高温下，产生发酵反应甚至腐败，出现胀气、便秘等症状，给消化道带来不良影响。含鞣酸成分多的水果，如柿子、石榴、柠檬、葡萄、酸柚、杨梅等，不宜与鱿鱼、龙虾、藻类等富含蛋白质及矿物质的海味同吃。同吃后水果中的鞣酸不仅会降低海味蛋白质的营养价值，还容易和海味品中的钙、铁结合成一种不易消化的物质，这种物质能刺激胃肠，引起恶心、呕吐、腹痛等。所以营养专家建议，食用了这些海味，应间隔 2 ~ 3 小时后再享用水果。

所以，正确的进餐顺序应为：汤→蔬菜→饭→肉，1 小时后再食用水果。

站立吃饭最健康

自言自语、伸懒腰、站着吃饭等等，常被人们认为是不好、不礼貌的坏习惯，人们也尽量避免养成这些"坏习惯"。可是，你是否知道有些"坏习惯"不坏，常给我们的健康带来意想不到的效果。

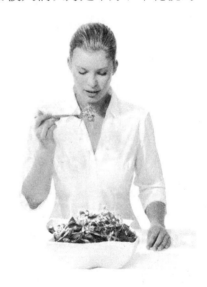

通常，我们习惯坐着吃饭，也有人习惯蹲着或者站着吃饭，但是很少有人关心究竟哪种吃饭方式比较科学合理。最近有医学家指出：站立吃饭最科学，坐式次之，下蹲式最次。人们吃饭时大都采用坐式，主要是因为工作劳累，而坐式最感轻松。

吃饭时，是胃最需要新鲜血液的时候。下蹲时血流易受阻，而吃饭时胃肠道需要大量的血液，以帮助消化吸收。蹲着吃饭，下肢的血液不能很快回流，必然影响食物的消化吸收，易引起消化道溃疡。而且，蹲着吃饭使腹部受到挤压，吃进的食物在胃里停留时间延长，也影响肠胃蠕动和胃液的分泌。久而久之，人的食欲和胃的功能就会受到抑制，使身体健康受到影响。而站式最有利于食道通畅、胃部血液的供应及消化腺体的分泌。

边吃边说好消化。我国传统习惯中有"食不言"的说法，认为吃饭时说笑，会影响对食物的消化吸收。但近年来，海内外营养专家提出一个新观点，吃一顿午饭用 30 分钟左右为宜，在此时间里边吃边聊，不仅可以使一起进餐者互相交流感情，解除烦恼，还能使肠胃正常消化食物。其原因是，愉快的心情不仅能增进食欲，还可兴奋中枢神经，从而促进消化液大量分泌，使胃肠处于最佳消化状态。

以下的这些进餐方式要不得：

边走边吃。从卫生的角度来看，大街上车水马龙，车来人往，尘土飞扬，这时食物很容易被微生物、烟尘污染。吃了被污染的食物，对人体健康当然是不利的。从人体消化系统的角度来看，消化系统的活动是受神经系统支配的，如果边走边吃东西，人的神经系统的活动就不能集中，一方面要注意过往的行人，另一方面还要指挥消化系统的活动。这样一来，胃肠的蠕动、消化液的分泌都会减弱或减少，吃进去的食物不能很好地消化，长期下去，就会损害胃肠道的正常功能，易患胃病。

边唱边吃。在一些较高档餐厅和卡拉 OK 歌厅等娱乐场所，边唱边吃成为一种时尚。其实，边吃边唱对人的身体有弊而无利。心理学研究表明，边唱边吃易导致行为性厌食症。这是因为某种信息的重复刺激，可使人产生条件反射。通常，边吃边唱，一到吃饭的时候就难免想唱几句，一旦不具备条件，就可能食不知味，对食物产生厌恶感。边吃边唱还会使整个消化系统不能专一协同的工作，唾液、胃液不能正常分泌，时间一长，就会导致胃炎、胃溃疡、肠炎等疾病。更重要的是，娱乐场所的麦克风一般使用频率较高，使用者众多，难免会留下流感、肝炎、肺结核等病毒，边吃边唱，极易引起感染。

边看电视边吃。电视机会产生高浓度的溴化二恶英和其他溴系有毒物质，这些剧毒化学物主要是电视机内的阻燃物在高温时裂变、分解产生的。研究发现，在电视机内的灰尘里，平均每克就能测出 4.1 微克溴化二恶英，同时还含有 230 微克聚溴化二苯醚。溴化二恶英的致癌作用非常大，而且还会引发心血管病、免疫功能受损、内分泌失调、流产或精子异常等。由于其来源广泛、毒性强，已被世界各国公认为是对人类健康具有极大潜在危害的全球性散布的重要有机污染物。

另外，吃饭看电视还使部分学生与父母的沟通减少，容易造成性格孤僻，使青少年成为既不健康也不快乐的人。

老年人如何吃早餐

研究发现，长寿的老年人每天早上都会吃一顿丰盛的早餐，早餐的重要性可想而知。但怎么吃最健康？怎么吃最符合老年人的身体状况？这里面的道理不是每一位老年人都熟知的。

俗话说"前三十年睡不醒，后三十年睡不着"，老年人醒的早，起来的也早，因此早饭吃的也比较早，但这样未必见好。经过一夜的睡眠，虽然绝大部分器官都得到了充分休息，但是消化系统仍在工作，消化吸收肠道中残留的食物，只有到了早上，胃肠才有时间休息，如果过早进食，就会打扰到它们的休息，增加它们的负担，导致代谢物不能及时排出，因此诱发很多老年疾病。所以老年人早餐一般应在 8 点半至 9 点之间较为适当。另外，早晨醒来后，不要立即起床，先在床上平躺 15～30 分钟，再起来喝杯温水或蜂蜜水清理肠胃中的垃圾。

老年人牙口不好，硬的食物嚼起来费劲，早晨血液比较黏稠，脾胃困顿，若进食油腻、煎炸、干硬的食物，就会劳伤脾胃，导致食滞于胃中，消化不良。老年人早餐应吃些温软、易消化的食物，像牛奶、豆浆、面条、发面馒头、馄饨、花卷等，同时也可以喝一碗粥。我国有句俗话说"老人喝粥，多福多寿"，长寿老人无一不喜欢喝粥，喝粥有利于消化，增强食欲，补充体力，防止便秘，预防感冒，并能防止喉咙干涩，能够延年益寿。粥通常是由大米或小米熬后所得，粥熬好后，上面浮着的一层细腻、黏稠、形如膏油的物质，叫"米油"，俗称"粥油"，是米汤的精华，有很强的滋补作用，可以和人参，参汤相媲美。老年人都不同程度地存在肾精不足的问题，常喝粥油，可以起到补肾益气，延年益寿的效果。

吃饭要吃八成饱，对任何年龄段的人来说，吃得太饱对健康都没有好处，俗话说"食过饱，病来找"，"少一口，九十九"。对老人来说，过饱对健康的危害更大。老年人胃肠功能变弱，吃太饱会让机体超负荷运转，引起身体的不适甚至疾病。

老年痴呆的人数在当今社会逐年攀升，研究发现，大约有30%～40%的老年痴呆患者，在青壮年时都有长期饱食的习惯。

另外，大量食物残渣残留在大肠中，其中的蛋白质被细菌分解为苯酚，通过肠壁进入血液，会引起血管疾病，催人衰老。

老年人每餐只吃七八分饱，同时要细嚼慢咽，可以用小汤匙代替筷子，减慢进食速度。建议少食多餐，一日5～6餐，每餐都不宜吃多，餐后不做剧烈运动。

《黄帝内经》中提到"五谷为养"，早晨进餐，在喝汤、喝粥的同时，加一些馒头类的主食和肉蛋类的食物会更好。其次，口感滑软的面条也非常适合牙口不好的老年人，更易于消化吸收。

下面向老年人推荐几种早餐食谱：

早餐一：小米粥1碗，煮鸡蛋1个，馒头一个，拌萝卜丁适量。

早餐二：银耳莲子粥1碗，花卷1个，鸡蛋一个，雪菜肉末适量或炒菜丝适量。

早餐三：鸡蛋青菜面（鸡蛋1个，面条适量，青菜，瘦肉丁），芹菜豆干适量。

早餐四：牛奶燕麦粥1碗，果酱包1个，蒸蛋羹1个。

芡汁可护胃黏膜

很多人做菜时喜欢勾芡，可别小看这么个动作，勾过芡的菜不仅营养物质得到了很好的保存，芡汁还能起到保护胃黏膜的作用。

勾芡所用的芡汁大部分用淀粉和水搅拌而成，淀粉在高温下糊化，具有一定的黏性，有很强的吸水和吸收异味的能力。一般的菜肴，其汤比菜味浓，而且汤中还有许多无机盐、维生素等营养物质。勾芡会使汤汁裹在原料上，减少食物中营养素的损失。

特别值得一提的是，勾过芡的菜适合有胃病的人吃。因为淀粉是由多个葡萄糖分子缩合而成的多糖聚合物，它可与胃酸作用，形成胶状液，附在胃壁上，形成一层保护膜，防止或减少胃酸对胃壁的直接刺激，保护胃黏膜。

一般来说，勾芡首先要掌握好时间，应在菜肴九成熟时进行。过早会使芡汁发焦；过迟则易使菜受热时间长，失去脆嫩的口味。二是勾芡的菜肴用油不能太多，否则芡汁不易粘在原料上。三是菜肴汤汁要适当，汤汁过多或过少，会造成芡汁过稀或过稠，影响菜的质量。

勾芡用的淀粉，主要有绿豆淀粉、马铃薯淀粉、麦类淀粉等，这些淀粉对人体健康是绝对安全的，可以放心食用。由于淀粉吸湿性较强，容易发生霉变，霉变后千万不要食用，其中会产生一种可导致肝癌的黄曲霉素。

另外，有些菜是不需勾芡的，如口味清爽的菜（如炒豆芽），含胶原蛋白较多的菜（如红烧蹄筋），需加入酱、糖的菜（如酱汁鱼），含淀粉较多的菜（如炒土豆丝）。

如何缓解胃酸过多

胃酸可以帮助消化，但如果胃酸过多就会伤及胃、十二指肠，甚至将黏膜、肌肉"烧破"，造成胃溃疡或十二指肠溃疡等疾病。那么胃酸过多怎么办呢，该如何缓解呢？

食物以软、松为主，一些比较韧性、爽口的东西不宜多吃，因为这些东西最难消化。汤最好饭前喝，饭后喝也会增加消化困难。入睡前两三个小时都最好不要吃东西，否则容易影响入睡，如果觉得肚子空可以多喝水。

其他蔬菜水果类的食物是人体不能缺乏的，所以应该足量。但最好煮得软一点再吃，这样胃会好受一点。菜和果皮的纤维比较多，可以适度食用，但不宜太多，不容易消化，因而瓜果可以相对多吃。

木瓜适合胃的脾性，可以当作养胃食物，不过对于胃酸较多的人，不要使用太多。而且，一定要记住，胃喜燥恶寒，除了冰的东西以外，其他寒凉的食物像绿豆沙等也都不宜多吃。

豆奶虽好，但为寒性，不能取代牛奶。

中医认为胃酸过多时可以适当地吃些碱性食物，避免食用酸性及刺激胃酸分泌的食物。具体的胃酸饮食原则如下：

1. 胃酸过多宜食含碱成分的食物，如乳类、血、酱油，菠菜、油菜、关头卷心菜等新鲜蔬菜与水果；而少食含酸的食物，如豆类、花生、醋、油脂食品等。

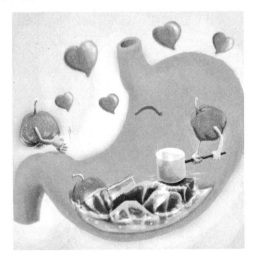

2. 宜食低脂、低糖食物，而高脂和甜食均能引起胃酸分泌增加。避免摄入刺激胃酸增加的调味品，如辣椒、咖啡、芥末等。

3. 胃酸过多应以面食为主，面食能稀释胃酸，其中的碱还能中和胃酸。豆浆、粥类等，能稀释胃酸、保护胃黏膜

4. 定时进餐，零食可刺激胃酸增加；不易过饱，以免刺激胃窦引起胃酸分泌增多。

辛辣食物也可以保健

"葱辣鼻子蒜辣心，青椒专辣前嘴唇"这句谚语生动形象地告诉我们，吃了不同辛辣食物后，人体感受不同。同样是"辣"，不同食物中引起这种感觉的物质并不一样，因而它们对人体的保健作用也略有差别。

洋葱、大葱等葱类蔬菜的辣味成分是有机硫化物，其具有挥发性，能刺激到鼻子和眼睛，这也是人们切洋葱时往往"泪如雨下"的原因。有机硫化

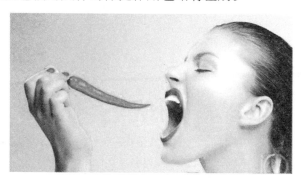

物是溶于水的，所以切洋葱时，刀上蘸些水可减轻"流泪"症状。研究表明，有机硫化物具有抗菌、抗癌、抗炎症的作用，同时可清除体内自由基，具有抗氧化功效。洋葱、大葱切开后在空气中放置过久，或者高温加热等烹调方式，都会使有机硫化物含量减少。因此，葱类蔬菜最好的吃法是生食或短时间清炒。

洋葱蛋卷饼

主料： 面粉 70 克、鸡蛋 1 个、鸽蛋 2 个

辅料： 洋葱适量、香肚适量

调料： 食油少许、盐适量

做法：

1. 准备好面粉、鸡蛋、鸽蛋、香肚、洋葱。

2. 鸡蛋、鸽蛋磕破于碗中，加少许盐拌匀；洋葱、香肚切细粒。

3. 面粉加少许盐和冷水，拌匀成稀面糊。

4. 洋葱、香肚倒入面糊中，拌匀。

5. 锅中抹上薄油，倒入面糊。

6. 煎至两面微黄，取出备用。

7. 蛋液倒入锅中，晃满锅底。

8. 蛋液还没完全凝固时，放入煎好的饼皮。

9. 从一端卷起。

10. 煎至金黄，取出切小块。

注意：

1. 单用鸡蛋即可。

2. 鸡蛋没凝固放入饼皮，可以使之相粘合。

3. 香肚有咸味，用盐适度。

大蒜素是大蒜的主要辣味来源，它平常是以蒜氨酸形式贮藏在蒜瓣中，碾碎后才会在蒜酶的作用下，形成对胃肠道具有刺激作用的大蒜素。因此空腹时最好不要生吃大蒜，否则易损害胃黏膜。大蒜素能促进人体对维生素 B_1 的吸收，具有杀菌、降血脂、抗癌等功能。大蒜素遇热也会失效，因此尽量要生吃大蒜，并且最好捣碎成泥放 10~15 分钟后再吃，这样更有利于大蒜素的生成。

金香大蒜

主料：大蒜 适量、咸蛋黄 4 个

调料：香葱适量、盐适量

做法：

1. 咸蛋黄入沸水蒸锅蒸 10~15 分钟，蒸至熟透，取出晾凉。

2. 咸蛋黄碾成粉状，香葱洗净切碎待用。

3. 大蒜剥去外皮，选择大小近似均匀的蒜瓣用刀两头切齐。

4. 锅置火上油烧至七成热，将蒜瓣入锅炸制。

5. 炸至金黄色，捞出控净油。

6. 锅置火上少许底油，倒入蛋黄末、盐，添入少许清水炒匀。

7. 待蛋黄炒散后放入炸好的蒜瓣，再略翻炒。

8. 使蛋黄均匀包裹住蒜瓣，关火，撒少许香葱即可出锅。

注意：

1. 火不宜过大，油温不宜过高，蒜瓣一定要炸透。

2. 是阴虚火旺者的食疗补品；

3. 孕妇、脾阳不足、寒湿下痢者不宜食用；高血压、糖尿病患者、心血管病、肝肾疾病患者应少食。

辣椒的主要辣味物质为辣椒素，它通过刺激口腔黏膜和三叉神经，引起被烧灼的疼痛感。甜能遮盖并干扰辣味，酸可以中和碱性的辣椒素，牛奶中的酪蛋白能和辣椒素结合。因此，被辣到时，蘸点醋、喝碗冰凉的甜饮料或喝杯牛奶都很有用。辣椒素可以帮助人体抗寒抗潮，还有助于降低心脏病及动脉粥样硬化的风险。辣椒最好做熟了吃，因为生辣椒中含有大量辣椒素，可能对口腔和胃肠道黏膜产生刺激，加热后，对胃肠刺激会减少。

豆豉辣椒火培鱼

主料：小鱼干 200 克、豆豉 1 汤匙、青辣椒 2 个、红辣椒 2 个

调料：生姜 1 块、大蒜 4 粒、食用油适量、盐适量、鸡粉 1 茶匙

做法：

1. 将小鱼干用温水泡三分钟，再用清水冲洗干净，沥水。

2. 把青红辣椒切成圈，大蒜和生姜切片。

3. 起净锅，不放油，用小火类似炒芝麻的方式，将小鱼焙干香后盛出。

4. 热炒锅内放油，油七层热时加入生姜、大蒜、豆豉炒香。

5. 加入青红辣椒圈炒香。

6. 放入小鱼翻炒均匀。

7. 起锅前加入盐、鸡粉调即可（豆豉带有咸味，添加盐的时候要酌情）。

8. 操作完成，装盘即成。

姜的辣味持久、恒定，却又温和，这主要与姜辣素有关。姜辣素的沸点非常高，可以达到240℃，因而历经煎炒烹炸之后，姜的辣味依旧。姜辣素还能增强血液循环、刺激胃液分泌、兴奋肠道，起到促进消化、健胃、增进食欲的作用。姜的吃法多样，大家可以按照自己口味选择。需要提醒的是，腐烂后的姜会产生黄樟素，易引起肝细胞中毒变性，所以烂姜一定要丢弃。

姜味胡萝卜汤

原料：生姜、胡萝卜、蜂蜜、盐、干白葡萄酒、橄榄油

做法：

1. 将胡萝卜和生姜洗净、去皮、切薄片备用。

2. 锅中倒入橄榄油，烧至四成热时加入姜片，用小火煎出姜的香味，然后倒入胡萝卜片。

3. 倒入干白葡萄酒，继续翻炒。

4. 加入纯净水，烧开后，关小火，煮25分钟，直至胡萝卜烂熟。

5. 煮好后放凉，然后倒入料理机中，打成蓉。

6. 加入蜂蜜和适量盐调味即可。

芥末中黑芥子素和白芥子素水解后会生成挥发性的辣味物质——异硫氰酸烯丙酯，它对鼻子具有强烈的刺激性。因此，芥末最好不要单独吃，可以放入饺子醋或寿司酱油里食用。研究显示，芥末能抑制引发癌症的物质活动。研究显示，西兰花蘸芥末吃，能增强其防癌作用。

我们通常所说的"芥末"实际上是三种不同的东西，统称"芥末"，吃寿司用的辣根泥也被归为芥末的一种。日本人称 WASABI，包装上写有青芥辣，我所用的就是这种"青芥末"。

青芥末西兰花

主料：西兰花、青芥末膏

辅料：海鲜酱油、陈醋、味精

做法：

1. 西兰花冲洗一下，掰成小朵，然后锅内烧开水加入一小勺盐，放入西兰花焯水后捞出，凉水冲凉，捞出。

2. 碗中挤入芥末膏 1 厘米左右，倒入 1:1 的海鲜酱油、陈醋，用筷子顺一个方向搅拌均匀，再放入少量味精继续搅匀。

3. 焯好的西兰花直接蘸着调好的料酒可以吃了。

注意：

1. 西兰花焯水过程中要注意，时间太长容易导致口感不爽脆。

2. 调制蘸料时芥末膏要适量，其辣味强烈钻鼻，可刺激唾液和胃液的分泌，切记不要太多，芥末膏的多少要跟海鲜酱油陈醋成正比，以免伤胃。

PART 3　哪些食物在伤害你的胃

　　胃是一个比较有包容性的器官，可是即使是这样，也会有一些食物会让其受到伤害的。

　　食物在进入口腔后，都会要经过胃的。所以，食物进入胃里后，就会有一个对胃好，或者是对胃坏的作用的。而对胃好的自然就是让胃更健康，如果是对胃不好的则就会让胃感觉到不舒服的。

胃病患者应忌食哪些食物

　　基本原则是：温、软、淡、素、鲜为宜，定时定量，少食多餐；冷、烫、硬、辣、黏为忌，不可暴饮暴食，抽烟酗酒。

　　忌烟、酒：烟草中所含致癌物质约有30多种，可引起肺癌、喉癌、口腔癌、食道癌、胃癌、胰腺癌、膀胱癌等各种恶性肿瘤。可见，胃病病人若不戒烟，其后果可不是胃病病情加重，或胃病发展为胃癌这么简单的情况了。已患胃病之人，尤其首当禁酒。因为饮酒之中，酒精直接入胃，刺激、损伤胃黏膜。一次大量饮酒即可引起急性酒精性胃炎。长期饮酒，会发生慢性胃炎。由于酒精能刺激胃酸分泌和损害胃黏膜，有溃疡病的人饮酒，会使溃疡病加重，甚至引起出血。

忌浓茶、咖啡：茶和咖啡由于主要成分——咖啡因的作用，饮后使人精神振奋，消除睡意和疲倦，提高脑的活动能力，增进食欲，促进消化。但饮用过量、过浓也会产生弊端：①饭前、饭后大量饮用，会冲淡胃液，影响消化。②饮用过浓、过量，会使心跳加快，兴奋不安、失眠，影响胃病患者尤其合并有神经衰弱者休息和恢复体力。③咖啡因能刺激胃酸分泌，有溃疡病的病人饮用能引起溃疡病加重，出现疼痛、出血，甚至有危险。④茶中含有鞣酸，会与食物中的蛋白质、铁、维生素 B_1 等结合，影响三者的吸收，严重者可引起贫血。⑤由于鞣酸有收敛作用，喝茶能引起大便秘结。⑥胃病病人需要长期服药治疗，茶中的鞣酸可和药物结合而沉淀，会改变药性，阻碍吸收，影响药效。

忌辛辣：辣椒对胃黏膜损害较厉害，大蒜当作胃肠道杀菌剂或防癌佳品，但生大蒜吃的过多也可造成急性胃黏膜的糜烂。

忌过酸：胃酸偏低的患者，进餐时加少量食醋或酸性食物帮助消化是有易的。但患者、医者切不可据此而大量食用酸性食物和服用酸性药物，据中医理论："味过于酸，肝气以津，脾气乃绝。"酸味对胃黏膜也有刺激性。

少吃煎炸、辛辣，油腻食品：煎炸、辛辣食品易于损伤胃腑、导致湿热内生，发生胃痛、胃胀。许多慢性胃炎的病人，因食用煎炸食品，如油条、丸子等病情加重、甚至胃出血。

少吃腌制食物：这些食物中含有较多的盐分及某些可致癌物，不宜多吃。

少吃生冷食物刺激食物：生冷和刺激性强的食物对消化道黏膜具有较强的刺激作用，容易引起腹泻或消化道炎症。

饮水择时：最佳的饮水时间是晨起空腹时及每次进餐前 1 小时，餐后立即饮水会稀释胃液，和汤泡饭也会影响食物的消化。

不可过精：现在大米、面粉越来越精，若单纯食用过于精细的食物，很容易导致维生素 B 超缺乏，导致胃黏膜发生病变。因此，食品一定要粗、细搭配，适当吃一些杂粮、粗粮，如小米，玉米面、杂面等。

干果类食品要适量：许多家庭往往边看电视，边吃瓜子、花生、及其它干果，若食用过量，过频，则可损伤食道及胃黏膜，出现饱胀、胃痛、口干等。我们曾对慢性胃炎的病人进行治疗观察，发现经常吃干果的病人比不吃干果的病人恢复要慢，治疗时间要长。

补充维生素C：维生素C对胃有保护作用，胃液中保持正常的维生素C的含量，能有效发挥胃的功能，保护胃部和增强胃的抗病能力。因此，要多吃富含维生素C的蔬菜和水果。富含维生素C的蔬菜有韭菜、菠菜、青椒、黄瓜、菜花、小白菜、西兰花等；富含维生素C的水果有鲜枣、猕猴桃、山楂、柚子、草莓、桔子、柠檬等。

胃病患者慎食牛肉板面

胃病患者慎食柿子和牛肉板面。

柿子含有丰富的维生素C和蔗糖、果糖等营养成分。一个柿子里所含的维生素C能满足人体每日所需维生素C量的一半，其味甘涩、性寒、无毒，具有健脾生津、清热去燥的功效。

据临床分析发现，柿子含有大量鞣酸和果胶。在进入胃部后，鞣酸会在胃酸作用下形成大小不等的硬块。这些硬块如果堆积过多就会形成胃柿石，它会在体内慢慢长大，导致疼痛、呕吐等症状。

柿子虽然营养成分高，但是不宜一次性进食太多，更不能在空腹状态下食用。新鲜柿子皮含有的鞣酸极高，吃的时候要剥掉柿子皮。患有胃炎、消化不良等胃病的患者，更需慎食柿子。

秋冬季节，胃黏膜血管会随着气温变冷而收缩，造成胃供血不足，影响胃的正常消化和吸收。因此每到秋冬季节，很多胃病患者都会面临胃病复发的问题。此时，胃病患者需要更加注意养胃，对饮食应更加重视。胃病患者胃消化功能存在障碍，对难以消化的食物不宜过多食用。

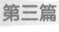

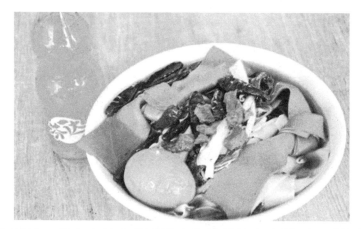

天气转凉，很多人早上都习惯吃热腾腾的牛肉板面。看似有菜、有汤，非常营养，但实际上，这是让胃病患者胃痛的元凶之一。很多小吃摊上的牛肉板面，往往因卫生不合格，而损伤肠胃。此外，牛肉板面是用回收的牛肉做的，食用后会加重胃消化负担，引发胃痛等不适症状。

剩饭加热难以消化

许多人为避免浪费，把剩饭加热后再吃。但研究发现，剩饭重新加热后再吃则难以消化，时间长了还可能引起胃病。

因为我们常吃的米饭中所含的主要成分是淀粉，淀粉经口腔内的唾液淀粉酶水解成糊精及麦芽糖。经胃进入小肠后，被分解为葡萄糖，再由肠黏膜吸收。淀粉在加热到60℃以上时会逐渐膨胀，最终变成糊状，这个过程称为"糊化"。人体内的消化酶比较容易将这种糊化的淀粉分子水解。而糊化的淀粉冷却后，会产生"老化"现象，老化的淀粉分子若重新加热，即使温度很高，也不可能恢复到糊化时的分子结构。人体对这种老化淀粉的水解和消化能力都大大降低。所以，长期食用这种重新加热的剩饭，容易发生消化不良甚至导致胃病。凡消化功能减退的老人，婴幼儿或体弱多病者以及患有胃肠疾病的人，最好不吃或少吃变冷后重新加热的米饭。

另外，含淀粉的食品最容易被葡萄球菌污染，这类食品又最适合葡萄球菌生长、繁殖，因此，吃剩饭易引起食物中毒。轻者出现恶心、呕吐、腹痛、腹泻；重者会剧烈腹泻、脱水，因此休克的现象也曾发生过。

那么应该如何处理剩饭呢？首先将剩饭松散开，放在通风、阴凉的地方，待温度降至室温时，放入冰箱冷藏。剩饭的保存时间以不隔餐为宜，早剩午吃，午剩晚吃，尽量将时间缩短在5~6小时以内。吃剩饭前要彻底加热，一般在100℃下加热到30分钟即可。

香肠熏肉吃得多易患胃癌

近年来，虽然城市人口胃癌的患病率有所下降，但是青年人患胃癌的比例在增加，10类人是胃癌的高危人群。

胃癌目前在我国已经是继肺癌和肝癌之后的第三大常见肿瘤，每年新发胃癌患者40万人，死亡人数30万人。胃癌正在逼近年轻人，我国青年人患胃癌的人数已经由上世纪70年代的1.7%上升到3.3%。

胃癌的高危人群包含以下：一是感染过幽门螺杆菌的人；二是男性，尤其是超过正常体重20~25公斤的男性，年龄在50~80岁之间；三是经常食用腌制蔬菜或烟熏肉和鱼食物的人；四是有多年吸烟史；五是接受过

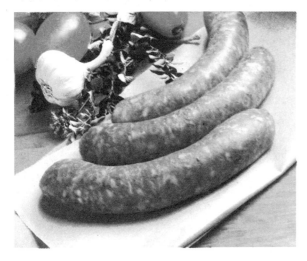

胃部手术；六是患有胃息肉；七是家族中有肿瘤疾病史和家族胃癌史；八是患有恶性贫血；九是A型血的人；十是长期工作在含有大量烟尘、石棉和镍环境。应该强调的是在40岁以上的男性（嗜烟、酒者应放宽到35岁），稍有

上腹部不适，应予筛查，以达到早期发现早期诊断的目的。现在普遍认为胃镜检查是早期胃癌最好的筛选方法。

瑞典科学家表示，食用过多加工的肉类食品，例如咸肉、香肠、熏肉，会增加患胃癌的风险。他们通过对 15 项研究结果进行评估后发现，每天加工肉类制品的摄入量每增加 30 克，患胃癌的几率就提高 15% ~ 38%。因为加工肉类制品通常经过腌制、烟熏、或者加入了硝酸盐，以此来延长它们的保质期，而这恰恰导致了胃癌发病率的增加。

快餐食品伤胃黏膜

在越来越多的人常吃快餐食品的当下，胃病是一个很常见的病症。因为，常吃快餐食品会导致一些不好的致癌物质积累在胃里面。

快餐食品深受年轻人的追捧，炸鸡块、炸薯条等食品其实是很伤胃的。油炸食品内含有大量的油脂和脂肪，油脂在高温下会产生"丙烯酸"这种令人很难消化的物质，这两种物质堆积在胃里就会造成疾病，常见的症状是反胃、腹泻等。

快餐食品中的油炸物比较脆、硬，如果较硬的油炸食物在没有嚼碎的时候就被吞到了胃内，胃蠕动而使得食物与胃黏膜接触时，较硬的食物就会直接对胃黏膜造成损害。如果胃黏膜不能及时修复，便会导致炎症、溃疡等形成，而对于胃病患者，则会加重病情。

绿茶解酒会伤胃

自古以来，人们都有喝茶解酒的习惯。那么喝茶真的能解酒吗？一般来说，饮茶虽可以解酒，但饮酒太多而大醉，则不宜饮茶。

喝茶能解酒，要看是哪种茶，有的是可以解酒的，有的却起着相反的作用，比如说柠檬茶，它的味道虽然很酸，但将其切片泡水，却有很好的解酒效果。柠檬中含有丰富的糖类、维生素 B_1、维生素 B_2、维生素 C、烟酸、柠檬酸、奎宁酸等等，这些成分都对解酒有一定的帮助，部分成分可与酒精中的乙醇发生化学反应，减少乙醇在体内的含量，进而达到解酒的目的。当然目前市场上还有些保健茶也可以起到解酒的作用。

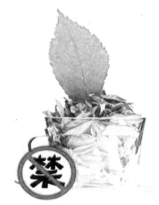

众所周知，饮用绿茶对身体健康有很多的益处，绿茶的保健功效有清热解毒、提神减压等，受到广大茶友的一致认可。那么你知道喝绿茶解酒会伤胃？

绿茶是指接纳茶树新叶，未经发酵，经杀青、揉捻、枯燥等典型工艺，其制制品的光彩，冲泡后茶汤较多的保管了鲜茶叶的绿色主调。常饮绿茶能防癌和降血脂，防电脑辐射。抽烟者可减轻尼古丁损伤。

普通人总认为喝酒后再喝些绿茶可以解酒，现实上绿茶和酒一同饮用会伤身，轻则染上胃炎，严峻的还有能够患上胃溃疡。因为绿茶的咖啡因含量比较高，与酒温和，两者相互作用会刺激胃黏膜，不仅不能达到解酒的目的，反而会引发各种胃病。茶叶中的茶多酚有一定的保肝作用，但浓茶中的茶碱可使血管收缩，血压上升，反而会加剧头疼。

那么要怎样解酒还不伤胃？饮酒前先喝一杯牛奶或吃几片面包，勿空腹喝酒，以免刺激胃黏膜。一旦酒喝多了，可以饮用酸奶，因为酸奶能保护胃黏膜，延缓酒精吸收。由于酸奶中钙含量丰富，因此对缓解酒后烦躁症状尤其有效。蒙古人多豪饮，酸奶正是他们的解酒秘方。也可以吃新鲜葡萄，葡萄也可以降低体内乙醇浓度，达到解酒目的。同时，其酸酸的口味也能有效缓解酒后反胃、恶心的症状。如果在饮酒前吃葡萄，还能有效预防醉酒。

醉酒后喝浓茶可以解酒吗？醉酒后饮浓茶，对肾脏也是不利的。因为酒精的绝大部分，均已在肝脏中转化为乙醛之后再变成乙酸，乙酸又可分解成二氧化碳和水，经肾脏排出体外。浓茶中的茶碱，可以迅速地对肾脏发挥利尿作用。这就会促进尚未分解的乙醛过早地进入肾脏。由于乙醛对肾脏有较大的刺激性，从而对肾功能造成损害。严重者可危及生命。

酒精对心血管有很大的刺激性，而浓茶同样有兴奋心脏的作用，二者相和，更增加了对心脏的刺激，这对于心脏功能欠佳的人很不利。

因此，酒后不宜饮茶，尤其是浓茶。为了解酒。可进食些柑桔、梨、苹果之类的水果，有西瓜汁更好。如无水果，冲杯果汁或糖水喝都有助于解酒。中药则可用葛花煎水代茶饮，或以葛根加绿豆熬汁喝，也可解酒。对于酒醉后出现昏睡、呼吸缓慢、脉搏细弱、皮肤湿冷等症状的人，可能有生命危险，则应尽早送医院抢救。

刚出炉的面包可伤胃

很多人都喜欢吃刚出炉的面包，热气腾腾的面包散发出甜甜的奶香，让路过的人忍不住吞口水。很多在家里自制面包的主妇们也喜欢吃刚烤出来的面包觉得更美味些，其实这样也存在一定的隐患，刚出炉的面包不能马上吃。

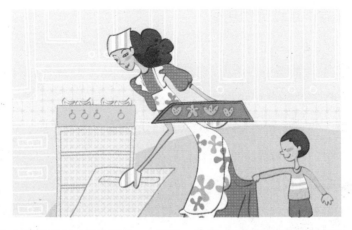

有的人挑选面包喜欢挑大一点的，有些人喜欢吃松软的面包，说口感好。其实面包发酵也有一个度，体积过大也许是它发酵过度，不见得营养

就多一些。

有些人认为，刚出炉的面包够新鲜，这样吃才爽口。其实刚出炉的面包闻起来香，那是奶油的香味，面包本身的风味是在完全冷却后才能品尝出来的。任何经过发酵的东西都不能立刻吃。如果刚出炉的面包还在发酵，马上吃对身体有害无益，易引起胃病。

刚出炉的面包含有许多二氧化碳，这是在发酵与烘培过程中产生的，如果立即食用，可能会吃进太多二氧化碳，不仅容易涨气，再者胃的消化功能较差的人食用后也容易产生胃酸。

面包刚出炉时，因为仍在高温状态，面包的酵母作用持续进行着。也许你会问为什么200多度的炉温酵母还活着呢？因为面包中心温度大概只有八十度左右，这个温度酵母确实在死亡但是依然有存活。约15分钟后，当面包的中心温度降至40度左右，酵母作用才停止，此时面包中的二氧化碳已充分排出，消费者可以安心食用。

所以以后我们要消除这个误区，面包不是松软的一定口感好，也不能吃刚出炉的面包，尤其肠胃不好的人因为面包有酵母，容易产生胃酸，尽量少吃面包。

胃病患者不宜过食西洋参

相信很多人都吃过西洋参，西洋参能在一定程度上可以滋补身体，但是并不是所有人都适合吃西洋参，胃病患者就不适合吃。

70岁的尹老先生最近觉得胃有点儿不太舒服，有点儿胀，还有点儿丝丝拉拉的隐痛。去医院看消化内科，做了胃镜检查，诊断为：慢性浅表性胃炎、胃运动功能障碍。既然无大碍，于是计划出门去旅游。为了增强体力，老俩口商量着把亲朋好友赠送的礼品西洋参口服液喝了。没想到，喝到第三天，尹老先生的胃痛严重起来，第四天，居然吐了一口血！老俩口吓坏了，赶紧又去医院看病。还是那家医院，还是那位医生，给他做了急诊胃镜，发现老先生的胃里和十二指肠球部出现了多处溃疡。医生很奇怪，才这么短短的几天，如果没有什么特殊诱因的话，病情不应该发展的如此之快啊？经详细询问病史，觉得与老先生大量喝西洋参饮品有一定的关系。

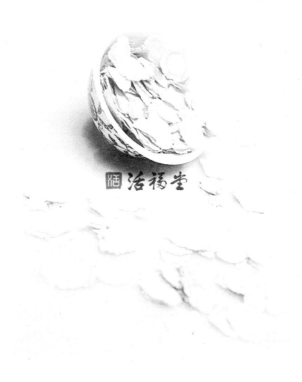

西洋参又称花旗参或北美人参。300 多年前，西洋参飘洋过海来到中国，被中国人称作"西洋参"，至今已有 250 多年的应用历史。西洋参性寒，味苦、微甘，归心、肺、肾经，具有补肺气、益肺阴、清虚火、生津止渴之功效。与人参的温热峻补不同，西洋参药性和缓，所以不仅夏季可用西洋参进补，而且四季皆宜。西洋参味厚而不热，滋补而不腻。

现代科学研究发现，西洋参含有多种人参皂甙、洋参多糖及少量挥发油、树脂及 18 种氨基酸、维生素及微量元素等成分，有抗疲劳、抗缺氧、增强机体抗病能力及促进蛋白质合成等作用，对高血压、冠心病、心绞痛、心肌营养性不良等病有较好的辅助疗效；它养胃生津，可减轻癌症患者放射治疗和化学治疗引起的不良反应；它对睡眠不足的人士有帮助，补而不燥；它还有降血糖、抗衰老、延年益寿、美容养颜等功效。

西洋参既然是一种药品，就有其适应症及禁忌症，这些恐怕很多人还不太了解。为此，我们需要对西洋参有正确的认识。

不少人以为西洋参老少皆宜，四季可服，"百无禁忌"。然而实际上，药无百灵之方，补品也非万应之品。西洋参在健身治病方面适用范围虽然广一些，但也不是人人皆宜，毫无禁忌的。

凡阳气不足、感受表邪以及湿热未尽者不宜用；中阳衰微、胃有寒湿或体质虚寒者忌用。男子阳痿、早泄、滑精、遗精者；女子痛经、闭经、白带稀薄多如水、性欲淡漠者，都不宜服用西洋参。如果不根据自己的实际情况使用，很有可能会补出毛病，如前所述的尹老先生就吃出了问题。

美国的研究人员曾对连续服用西洋参 30 天以上的人群做过一个测试：凡小剂量服用者都自觉精神良好，消化功能增强；而大剂量服用的，均有不同程度的兴奋、急躁、心悸、失眠、血压升高或下降，个别人出现水肿、皮疹、性功能亢进、排便不畅或腹泻。药理学上称之为"西洋参综合征"。

进食西洋参还要注意以下二点：①服用期间不宜吃萝卜，因为萝卜是破气的，而西洋参是补气的，吃萝卜会降低西洋参的滋补作用；②不宜与茶同饮，因为茶中含有鞣酸，能与西洋参的有效成分结合，使其吸收下降。

肠胃不好少吃汤圆

中国总有那么多的节日，元宵节是最热闹的日子，也是代表团圆的日子。汤圆作为我国传统佳节必不可少的食品之一，其本身就象征着团团圆圆，吃了汤圆就将意味着新的一年阖家幸福、万事如意。不过，汤圆中多半加入过多的糖及油脂，过量摄取会对人体健康造成伤害。那么，汤圆怎样吃才更利于健康呢？

按中国传统的年历来说，春节之后就是元宵。每年都有人说，汤圆黏黏的，难消化，胃肠有病的人不能吃；汤圆脂肪多，血脂异常的人不能吃；汤圆血糖反应高，糖尿病人不能吃等等，但也有人提出了相反的问题：既然汤圆那么难消化，不是说明葡萄糖释放得慢么？还有人问，古人说糯米健脾，健脾不是帮助消化吸收吗？为什么胃肠不好的人反而倒不能吃呢？

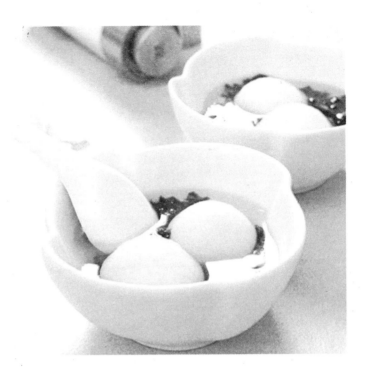

在日常生活中，大家都知道，汤圆是烫过的糯米粉团成，其中有加入馅料，主要是猪油、黄油、人造黄油等富含饱和脂肪的油脂，加上糖和其他风味配料。它们和糯米本身，并不完全是一回事情。按国内外的实验结果，刚出锅的热糯米饭，血糖反应的确是非常高的，超过白糖，更高于普通粳米。酶解实验也证明，与粳米相比，糯米中所含的支链淀粉比例更大，容易与淀粉酶作用，加快葡萄糖分子释放的速度。这对于血糖高的人来说是非常不利的。

其实只要人们在买汤圆的时候多看下说明书就知道了，汤圆不仅仅是糯米，还加了大量的饱和脂肪。对于胃不好、消化吸收能力差的人来说，大量的荤油，显然会给消化系统带来负担。不过，如果趁热吃的话，糯米粉质地柔软，猪油在体温下是液态，容易与胆汁混合，消化起来仍不算困难。所以，汤圆宜热食。另外，对于胃不好的人来说，吃汤圆的时候不宜太快，要慢慢嚼，嚼烂再咽下去才好。这些大家在吃汤圆的时候要注意一下。

经相关医学临床证明指出，在糯米或其他糯性粮食放冷之后，它的黏性和韧性会上升。特别是经过捶打的糯米团，质地紧密，黏度和韧性过大，在胃里无论怎样"揉搓"，都难以变成细碎状态，消化酶难以与它"亲密接触"，就比较难消化。所谓"三十里的莜面四十里的糕"，说的是经过捶打和油炸的黄米糕特别耐饿的特性。所以对于肠胃不好的人，还是尽量少吃汤圆比较好。

此外，老年人和患有胃肠病的人也要注意，粽子好吃，但也不宜过量。

第四篇
食物是最好的补药，选对食物养好胃

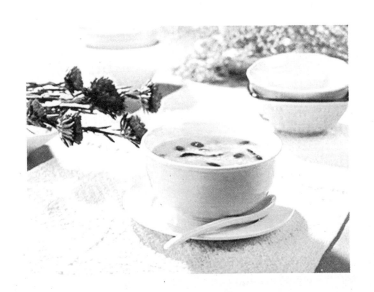

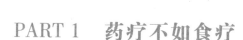

PART 1   药疗不如食疗

肠胃不好，首先要关注饮食。吃进去的食物，首先影响的就是胃。胃每天不停运作，一日三餐，消化吸收之后，将未消化完的食物，再传送到肠。如果饮食不慎，吃的东西难以消化，或胃本身出了问题，不能正常消化食物，都会引发胃病。

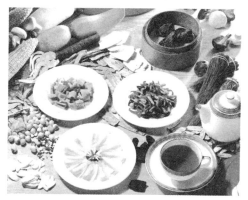

胃胀、胃痛、腹泻、消化不良……不管什么肠胃病，都要从最基本的饮食调理开始。因此，食物是最好的补药，吃对了才能养好胃。

常用保健食疗方

食疗是中国人的传统习惯，通过饮食达到调理身体，强壮体魄的目的。食疗文化源远流长，食疗是一种长远的养生行为。

胃是我们人体非常重要的一个器官，它能够帮助人体消化食物，吸收食物营养。现在大多数人饮食习惯都不太好，很容易伤到胃，那么你知道吃什么食物可以养胃吗？下面为大家介绍几个养胃菜谱。

1. 瓜鲩鱼尾汤

用料：番木瓜1个，鲩鱼尾100克。

做法：木瓜削皮切块，鲩鱼尾入油锅煎片刻，加木瓜及生姜片少许，放适量水，共煮 1 小时左右。

功用：滋养、消食。对食积不化、胸腹胀满有辅助疗效。

食物功效：番木瓜的木瓜蛋白酶，有助于食物的消化吸收，对消化不良、痢疾、胃痛、胃溃疡、十二指肠溃疡等均有疗效。番木瓜的脂肪酶，可分解脂肪。

成脂肪酸，有利于对食物中的脂肪消化吸收。木瓜蛋白酶还能够促进和调节胰液的分泌，对胰腺功能不全引起的消化不良有治疗作用。

2. 淮山药蜂蜜煎

用料：淮山药 30 克，鸡内金 9 克，蜂蜜 15 克。

做法：淮山药、鸡内金水煎取汁，调入蜂蜜，搅匀。日 1 剂，分两次温服。

功用：健脾消食。用于脾胃虚弱，运化不健之食积不化、食欲不振等。

食物功效：淮山药能健脾补肺，固肾益精。用于消化不良，小儿厌食症。淮山所含消化酶，能促进蛋白质和淀粉的分解，故有增进食欲的作用。蜂蜜能补中益气，润肠通便，对创面有收敛、营养和促进愈合作用。

3. 桑葚三明治

用料：切片面包（无味或咸味）若干、桑葚罐头 1 瓶。

做法：1. 将桑葚罐头打开，舀出 3～4 粒桑葚粒放在面包上。2. 再舀几勺桑椹汁，均匀地浇在面包片上，将面包片对折即可。

功效：不仅养胃，还具有明目、清肝及健脑的作用。

4. 紫菜南瓜汤

用料：老南瓜 100 克，紫菜 10 克，虾皮 20 克，鸡蛋 1 枚，酱油、猪油、黄酒、醋、味精、香油各适量。

做法：先将紫菜水泡，洗净，鸡蛋打入碗内搅匀，虾皮用黄酒浸泡，南瓜去皮、瓤，洗净切块。

再将锅放火上，倒入猪油，烧热后，放入酱油炝锅，加适量的清水，投入虾皮、南瓜块，煮约30分钟，再把紫菜投入，10分钟后，将搅好的蛋液倒入锅中，加入佐料调匀即成。

功效：不仅养胃，还可以护肝补肾。

5. 山药百合大枣粥

用料：山药90克，百合40克，大枣15枚、薏苡仁30克

做法：将山药90克，百合40克，大枣15枚、薏苡仁30克及大米适量共煮粥。

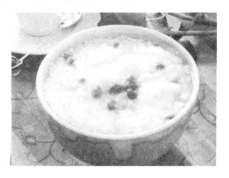

功效：山药具有补脾和胃之功能；百合清热润燥；大枣、薏苡仁健脾和胃，诸物合用具滋阴养胃、清热润燥的作用。

6. 萝卜羊肉汤

用料：羊腩肉750克，白萝卜500克。香菜、盐、鸡精、料酒、葱、姜、胡椒粉适量。

做法：将羊肉洗净，切成粗丝，白萝卜洗净切成丝；坐锅点火倒入底油，放入姜片煸炒出香味后倒入开水，加盐、鸡精、料酒、胡椒粉调味，水烧开后先放入羊肉煮熟，再放入白萝卜、转小火煮至萝卜断生后，撒上葱丝和香菜叶即可出锅。

功效：此汤补中益气，温胃散寒。

7. 贝母兔

用料： 川贝母15克，兔肉250克，葱、花椒、料酒、盐适量。

做法： 将兔肉洗净，切小块，川贝母拣去杂质洗净。将兔肉、川贝母、姜、葱、花椒、料酒及盐少许放入兔肉中，大火烧开后移至小火上炖熟，起锅时调好味，兔肉放盘中，川贝母围在兔肉周围。食肉喝汤。川贝母味苦，可不食用。

功效： 有润肺止咳、化痰散结之功，可用于肺阴亏虚、虚火内盛而致咳嗽、咯血或妇女功能性出血及宫颈炎等。

8. 淮杞鱼鳔煨甲鱼

原料： 淮山药片15克、枸杞15克、桂圆肉少许、干鱼鳔80克、甲鱼1只、姜1小块、盐适量。

做法： 鱼鳔用清水泡软，切小片。甲鱼杀好，切小块，用开水氽烫。罐内加入清水（水要盖过所有材料）和所有的食材，煨制2个小时后，加入副料用小火煨6小时即可。

功效： 鱼鳔具有滋补功效，甲鱼肉味甘、性平，有滋阴凉血，益气补虚的功效，这道汤品补而不燥，可以达到补气益血、滋润肌肤的作用。

9. 冬菇海参煨排骨

原料： 淮山药3克、排骨300克、发好的海参300克、冬菇10朵、姜1小块、盐适量。

做法： 排骨、海参切小块、以开水氽烫，备用。罐内加入清水（水要盖过所有材料）和所有的食才，煨制2个小时后，加入副料用小火煨5~6小时即可。

功效：冬菇性味甘平，有益胃、降低血脂的作用，海参性味甘咸、微寒，有补肾壮阳、益气滋阴的作用。凡皮肤粗糙，容颜早衰老者，都适合饮用此汤品。

10. 冬瓜牛膝煨排骨

原料：怀牛膝2克、枸杞1克、排骨500克、冬瓜300克、胡椒粒5～6粒。

做法：将排骨切段，用沸水去骨杂质，再用冷水冲净血水。罐内加入清水（水要盖过所有材料）和所有的食材，煨制2个小时后，加入副料用小火煨6小时即可。

功效：怀牛膝有散淤血、消肿痛之效，排骨有健脾保胃和中益气、补钙之效，同食之对脾胃有很好的效果。

11. 怀菊山药红枣汤

原料：淮山药250克、怀菊花2克、大枣2.5克、胡萝卜200克。

做法：将胡萝卜、大枣改刀去核。将胡萝卜、大枣、淮山药一起放入罐加入适宜的水，煨制4小时后放入怀菊花即可食用。

功效：淮山药有健脾补肾之效，红枣可益气补血、悦颜色，润心肺、生津液等，同食之对脾胃虚弱者有很好的效果。

12. 淮山红豆煨乌鸡

原料：淮山药3克、陈皮1.5克、乌鸡半只（约500克）、姜1小块、盐适量。

做法：乌鸡切小块，用开水汆烫。罐内加入清水（水要盖过所有材料）和所有的食材，煨制2个小时后，加入副料用小火煨6小时即可。

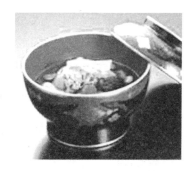

功效：乌鸡比肉鸡中含有更多的铁、锌等矿物质，其细胞中含有一种叫做美拉宁的黑色素，可以提高免疫力。红豆有补血、利尿的作用。面色苍白、手脚冰冷的人很适合饮用此汤。

13. 淮山肉桂煨猪肚

原料：淮山药3克、肉桂皮40克、猪肚1个、姜1小块、白胡椒20克、盐适量。

做法：猪肚切开，用盐反复搓洗干净，再用滚水汆烫。罐内加入清水（水要盖过所有材料）和所有的食材，煨制2个小时后，加入副料用小火煨4~5小时即可。

功效：猪肚可补虚损、健脾胃；肉桂能温以通脉、健胃温肾、清散寒气、有助消化，胡椒粒温肠胃，有助消化，除体内寒热。此道汤品适合脾胃不开的人饮用。

大家在日常饮食中可以多制作这些食物，多吃一些对胃有好处的食物，不要吃刺激性强的食物，让自己在享受美食的同时，也能拥有健康。

儿童肠胃病的食疗方

人们一般认为肠胃病主要是成年人才会得病，但是现在有越来越多的儿童也出现了一些肠胃的问题，而且有的还是先天性的，肠胃关系着孩子的健康成长，一定要赶紧治疗。

肠胃病是一个大的门类，其中有着许许多多的疾病，常见的是慢性胃炎等。近年发现慢性胃炎的患儿逐渐增多，且有逐年增长的趋势。对患上慢性胃炎的儿童，进行饮食调理也具有至关重要的意义。病儿的食物需细、软、嫩、烂，小儿是生长发育的个体，因而食物还要富有营养，如牛奶、炖蛋、新鲜蔬菜、粥、水果、豆制品、鱼、面条等。除此以外可以吃点对胃消化功能有帮助的食品，如山药、莲子、猪肚、扁豆、米仁和鸡肿等。

儿童肠胃病患者不宜长期用药，而通过食疗来进行调理则是比较合理的。下列几种饮食疗法适合儿童应用：

1. 白萝卜 500 克，蜂蜜 150 克。将萝卜切丁，放于沸水中煮熟捞出，晾晒半日，再放锅内加蜂蜜用小火煮沸，调匀，冷却后装瓶，每日服 3 汤匙。适合于胃部胀痛、嗳气、反酸的患儿食用。

2. 莲子、糯米、米仁各 50 克，红糖 15 克。莲子用开水泡胀，剥皮去心，放入锅后加水煮 30 分钟后加粳米及米仁煮沸，小火炖至烂，放红糖后食用。适合中上腹疼痛、消瘦、食欲不振、舌苔腻的患儿。

3. 牛奶 220 毫升，蜂蜜 30 克，鹌鹑蛋 1 只。将牛奶先煮沸，打入鹌鹑蛋，再煮数分钟后加入蜂蜜即成。每早服用。适合胃痛、口渴、纳呆、便秘的患儿用。

可见，如果儿童得上了肠胃病，不但要积极进行治疗，而且还要有好的治疗方法，如果只是盲目用药往往效果不好，而且副作用较大。可以使用上面介绍的肠胃病秘方进行治疗，由于全是食疗方，所以不会有副作用。

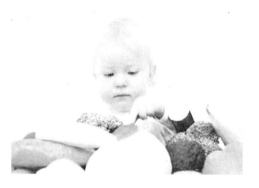

急性胃炎的饮食疗法

肠胃病是我们生活中比较常见的疾病，发病率也相当高，引起肠胃病的大部分原因是由于现在人们饮食不正规造成的，急性胃炎也是肠胃病的一种，所以以下我们要来了解一下在饮食上怎么治疗急性胃炎。

1. 鲜藕粥：鲜藕适量，粳米 100 克，红糖少许。将鲜藕洗净，切成薄片，粳米淘净。将粳米、藕片、红糖放入锅内，加清水适量，用武火烧沸后，转用文火煮至米烂成粥。每日 2 次，早晚餐食用。

2. 桂花心粥：粳米 50 克，桂花心 2 克，茯苓 2 克。粳米淘净。桂花心、茯苓放入锅内，加清水适量，用武火烧沸后，转用文火煮 20 分钟，滤渣，留汁。粳米，汤汁放入锅内，加适量清水，用武火烧沸后，转用文火煮，至米烂成粥即可。每日 1 次，早晚餐服用。

3. 橙子蜂蜜饮：橙子 1 只，蜂蜜 50 克。将橙子用水浸泡去酸味，然后带皮切成 4 瓣。橙子、蜂蜜放入锅内，加清水适量，用武火烧沸后，转用文火煮 20 ~ 25 分钟，捞出橙子，留汁即成。代茶饮。

4. 蜂蜜桃汁饮：蜂蜜 20 克，鲜桃 1 个。先将鲜桃去皮，去核后压成汁，再加入蜂蜜和适量温开水即成。每日 1 ~ 2 次，每次 100 毫升。

5. 桔皮粥：鲜桔皮 25 克，粳米 50 克。先将鲜桔皮洗净后，切成块，与粳米共同煮熬，待粳米熟后食用。每日 1 次，早餐食用

6. 枸杞藕粉汤：枸杞 25 克，藕粉 50 克。先将藕粉加适量水小火煮沸后，再加入枸杞，煮沸后，可食用。每日 2 次，每次 100 ~ 150 克。

我们希望以上的几种方法能对您有帮助，虽然以上方法可以治疗，但是也是根据个人体质来进行的，如想服用最好先通过医生来判断是否能服用。

老胃病的 5 款食疗方

胃病是一种十分常见的疾病，很多时候，饮食习惯稍不注意就会引起我们上腹胀满嗳气或有隐痛等不适，确实很是烦人。因此，这里为大家介绍一下各种各样的治疗胃病的配方，让胃病再也成为不了大家的烦恼。

1. 椒面饼

材料： 蜀椒 6 克，白面粉 60 克，葱白 2 茎。

做法： 先将蜀椒焙干研末，与面粉拌和，加水揉成饼状。再将水烧

沸，下椒面饼，煮熟后，放入葱白，加味精、香油、精盐等调味。吃饼喝汤。

适应证：适用于寒凝气滞之胃脘冷痛、胀闷不舒、食欲不振等症。

2. 玉竹粥

材料：鲜玉竹 30 ~ 60 克，粳米 60 克，冰糖少许。

做法：先将鲜玉竹洗净，除去根须、切碎，加水 1000 毫升，煎取浓汁约 500 毫升，再加入粳米煮为稀粥，加少许冰糖即可。每日 3 ~ 4 次分服。

适应证：适用于胃火炽盛或阴虚内热消谷善饥之胃炎患者。

3. 石斛花生

材料：鲜石斛 20 克，花生仁 50 克。

做法：石斛煎水，加入花生同煮，至花生熟，水焖干为度，平时嚼服花生。

适应证：胃阴不足的胃脘灼痛、食欲不振、大便秘结。

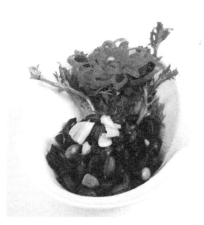

4. 甘松粥

材料：甘松 10 克，粳米 100 克。

做法：先煎甘松取汁，另将粳米煮成稀粥后，倒入甘松汁，稍煮沸即可。分早晚两次空腹服。

适应证：适用于气闷胸痛、脘腹胀满、食欲不振，胃寒呃逆、呕吐诸症。

5. 白术猪肚粥

材料： 白术 15 克，猪肚 1 只，粳米 100 克，生姜少量。

做法： 将猪肚洗净切成小片，白术、生姜加水 500 毫升。煎煮取汁约 600 毫升，再加粳米同煮成粥，早晚两次分服。

适应证： 用于慢性浅表性胃炎之脾胃虚弱的食欲不振、脘腹作胀，大便滞下等症。

以上五个食疗方，简便易操作又健康保健，适合胃肠道不好的朋友，大家可根据自己的喜好选用，就可达到防病治病的效果。

健脾养胃食疗粥

不少人常会出现上腹胀痛或胸骨后痛、嗳气甚或恶心、呕吐、烧心、反酸，但做胃肠道检查时却没有明显相关的器质性疾病，这就是功能性消化不良。功能性消化不良没有特效的治疗药物，但采用食疗粥有较好的效果。粥是最养胃的食物，那么养胃粥的做法有哪些？下面为您介绍养胃粥的做法，想养胃就不要错过。

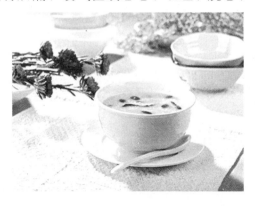

1. 冰糖银耳粥

主料： 糯米 100 克。

配料： 银耳 50 克，调料：冰糖适量。

做法： 糯米用清水淘洗干净，沥水。因而放入盆里加温水浸泡，泡发后择净杂质和耳根，再用清水冲洗干净，沥水，切成小块。锅置旺火上加入糯米和银耳、清水，烧沸后用小火熬煮至块成粥时加入冰糖，再煮至糖溶汁，糯米成粥。

2. 芝麻粥

黑芝麻适量，淘洗干净、晾干炒熟研碎，每次取 30 克，与大米 100 克同置锅中加水煮成粥。此粥具有补肝肾、润五脏的功效，适合身体虚弱、头发早白、大便干燥、慢性便秘者食用。

3. 腊八粥

材料：红枣、核桃、黑米、香米、玉米、葡萄干、红豆、小米。

做法：红豆，玉米提前泡 3 ~ 4 小时。其他材料混合洗净。所有材料混合放入锅内，加足量水，烧开小火熬成粥即可。

4. 白木耳粥

材料：白木耳 60 克，糯米 100 克。

做法：白木耳先用清水发泡洗净。糯米淘净后，置入锅内加水烧开，再放入银耳，熬煮成粥，调入一些冰糖即成。此粥滋阴生津、润肺养胃、益气和血，可治虚劳咳嗽、痰中带血、阴虚口渴。

小贴士：银耳要煮很长的时间才会黏稠，所以建议家里有高压锅的用高压锅来煮，排气后用最小火再焖半个小时才可以哟。莲子、百合煮的时间不能太长，不然就化成粉末了，但是莲子要在百合前入锅，枸杞最后才放入，枸杞放入过早会产生酸味。

5. 山药粥

山药味甘平，是一种性质平和的滋补脾、肺、肾的食物。据近代医学研究，山药含有淀粉酶、胆碱、黏液质、糖蛋白和自由氨基酸、脂肪、碳水化合物、维生素 C 及碘、钙、磷等。山药中所含的淀粉酶，有人称之为

"消化素"。

因为它能分解蛋白质和碳水化合物，所以有滋补效果。中老年人在春季里经常食用山药粥，补益颇多。

方法：取干山药片45～60克，或鲜山药100～200克，洗净切片，与粳米100克同煮粥，早、晚餐食用。

6. 红枣粥

红枣具有良好的补益作用，其性平和，能养血安神，适用于久病体虚、脾胃功能薄弱者服食。红枣粥香甜可口，可治疗体弱，病后身虚、气血两亏、营养不良、脾胃虚弱、贫血等，并有保护肝脏的作用。红枣粥对美容护肤也是大有益处的。

方法：取红枣50克，粳米100克，同煮为粥，早、晚温热服食。

7. 脊肉粥

猪脊肉是指猪脊背上的精肉。古代人已作为药用，其性味甘咸平，猪瘦肉含有丰富的蛋白质，并含有较多的碳水化合物钙磷铁等营养成分可防止发生营养不良。

原料：猪脊肉100克，粳米100克，食盐、香油、川椒粉各少许。

做法：先将猪脊肉洗净切成小块放锅内用香油炒一下，然后加入粳米煮粥，待粥将烂熟时，加入盐胡椒粉调味再煮沸即成。此粥有肉香油等调味品，味道极好，补益人体。小儿常食可防止发生贫血。

8. 姜苏粥

材料：生姜15克，鲜紫苏叶30克，大米100克，食盐少量。

做法：紫苏叶、生姜、大米用水洗净。生姜切成薄片，然后将紫苏叶、生姜一同放进砂锅内，加适量清水煎汁，用中火煮煎40分钟后，取药汁。然后将药汁与大米一同煮粥，加食盐调味即可。此粥对行气化滞，和胃止呕。本粥对脾虚胃寒气滞者尤为适宜。

喝粥养胃——因人而异

粥属于流质食物，不需要经过大量咀嚼与胃部蠕动即可快速进入小肠，分解为葡萄糖并被人体吸收利用，这样就大大降低了肠胃的负担。一般胃炎患者胃酸分泌不足，喝粥能促进胃酸分泌，有助于食物消化，还能提升血糖，从这个角度讲，喝粥确实养胃。

但对于一部分容易烧心、反酸的胃食管返流患者来说，喝粥却有些"雪上加霜"的嫌疑。广东省人民医院消化内科沙卫红表示："粥类食物容易消化，但因为是流质，容易导致反流，连同胃酸一起反的话就容易产生反酸的感觉。对反流的患者，我们是不太建议进食过多流质食物的，而应该进食半流质或固体食物，以免伤及食道。"而胃酸分泌过多的消化道溃疡患者，则也应当减少喝粥的频率，以免刺激胃酸过多分泌，加重病情。因此，喝粥养胃一说并不适用于所有人。沙卫红针对养胃指出："真正养胃需要综合调理，包括饮食、作息、适当运动、精神放松及药物等综合管理才更科学。

喝粥营养——因料而异

过去人们认为，熬得稀烂的白米粥是最营养的，尤其是浮于粥面上的那一层糊更是精华中的精华。但实际上，如今用精白米熬制的白米粥，其营养价值远远不如古时候用糙米熬制的米粥。

专家指出，仅仅喝白米粥，营养价值非常有限。如果每天所需的300克粮食都以精白大米粥来摄入，其他东西又不吃，就算煮粥没有造成营养素的损失，那么维生素 B_1 摄入量也仅相当于轻体力活动成年女性一日所需的10%，铁仅相当于4.5%，蛋白质是31%，维生素 C 和维生素 A 是零。也就是说，喝白米粥远远不足以支撑人一天活动所需的营养。

但如果将粥的材料进行巧妙的搭配和处理，增加杂豆类、其他谷类或者薯类，就能极大地丰富一碗粥中所能含有的营养素，再搭配以一定的蔬菜、肉类进食，营养摄入就会更加充分和全面。因此，喝粥能不能补充营养，因熬粥的材料而异。

由于粥消化吸收速度快，因此餐后血糖反应激烈，对于糖尿病患者来说不利于控制血糖，因此有说法认为，糖尿病患者不宜喝粥。但其实这种说法也并非绝对，只要掌握好熬粥的材料搭配，糖尿病患者也能适当喝粥。

实验证明，加入一半以上的淀粉豆类（芸豆、红小豆、绿豆、干扁豆等）之后，食粥后血糖反应就会大大下降，也就是说，糖尿病和高血脂患者可以喝粥，但必需在熬粥时使用燕麦、大麦、糙米等血糖反应较低的食材。这样不但血糖反应放缓，还能够补充足够的膳食纤维和其他营养素，饱腹感也更强，能够更好地控制进食量。因此在熬粥的时候，不妨多多尝试花样百出的食材搭配，将粥喝得更美味，也更健康。

方便有效的治胃病偏方

当代人，特别是年轻的一辈，都多多少少有些胃病。胃病老好不了，花钱看医生，不管吃什么药，看什么大夫都不管用，不妨试试下面这些偏方。

1. 花生米治风寒胃疼

有些人受冷风刺激后时常会惹起胃疼，可吃些炒熟、煮熟，甚至生的花生米，用不到 100 克，胃疼即可见轻消散。

2. 治胃寒秘方

二锅头白酒 50 克，倒在茶盅里，打入一个鸡蛋，然后将酒点燃，酒烧干了鸡蛋也煮熟了，早晨空腹吃，轻者吃一至两次可愈，重者三至五次可愈。留心鸡蛋不可参加任何调料。

3. 心里美萝卜水治胃炎

将心里美萝卜（青皮红心大萝卜）洗净切碎，煮成炎后放点糖趁热喝下去。

4. 炒枣泡水治老胃病

将大枣洗干净放炒勺里炒至外皮微黑，以不焦糊为准，一次可多炒些备用。把炒好的大枣掰开，放进杯子里用开水冲泡，一次放三至四个即可，可适量加糖，待水的颜色变黄后服用。

5. 治胃炎、胃溃疡秘方

最先将500克蜂蜜倒入碗中，用锅将125～150克花生油烧开，以泡消散为止，然后将油倒进盛有蜂蜜的碗中，饭前20－30分钟服用一匙，早晚各服用一次。病重者可添加一次。此方对胃炎和胃溃疡、十二指肠不舒服溃疡都有效。留心，不能喝酒，忌食辛辣食品。

6. 葡萄酒泡香菜治胃炎

普通葡萄酒数瓶，把酒倒换在广口瓶里，再放入洗净的香菜，比例为一比一。密封泡六天即可。早、中、晚各服一小杯，连服三个月。泡过的香菜假如还保持绿色，能够一起吃下去，成效更好。

7. 桃炒红糖治胃病

七个核桃去皮切碎，用铁锅小火炒至淡黄色时，放入一份（350克分为12份）红糖，再炒几下即可出锅，趁热慢慢吃下，每天早晨空腹吃，过半小时后才能吃饭、喝水，连吃12天，不要中断。

8. 白酒治慢性胃炎

纯白糖50克、白酒40克、2个鸡蛋蛋清，放在碗中搅拌均匀，倒入铁锅中用文火焙至水份蒸发完呈现杏黄色为止，不可焦糊，中午饭前1小时服下，口服1次，通常连服3～5天可愈。

9. 香油炸姜片治胃病

将鲜姜洗干净，切成薄片，带湿放在纯白糖里滚一下，再用筷子夹放在烧至六七分热的香油锅里，待姜片颜色变深，轻翻一下，又稍炸，出锅，每次两片，饭前趁热吃。一天二至三次，十天左右可见效，半个月可除根。

10. 烤熟大枣泡水治胃寒

用火将大枣烤熟，最好烤脆，每天早、中、晚三顿饭后，用一杯开水泡三四个，泡到水变红色，大枣不太甜了喝下去。

11. 白糖腌鲜姜

鲜姜500克切成细末，白糖250克，腌在一起，每日三餐前服用，每次吃一勺（普通汤勺），坚持吃一周，通常就能见效。

12. 土豆治十二指肠溃疡

许多人都知道，土豆是一种营养特别完全的食品。除此之外，土豆还能够用来治疗胃病，用鲜土豆1000克加蜂蜜适量即可。将鲜土豆洗净，用搅肉机捣烂，用洁净纱布包之挤汁；放入锅内先以大火煮沸，再以文火煎熬；当浓缩至黏稠状时，参加一倍量的蜂蜜一同搅拌，再以文火煎至成膏状，冷却后待用。这样空腹时服用，每日2次，每次1汤匙，20天为一个疗程。能够适用于胃和十二指肠溃疡等症。但治疗中忌食辣椒、葱、蒜、酒等刺激性食物。

PART 2 "老胃病"的酒水选择

胃病一直困扰着众多脾胃不好的朋友，特别是老年人。若有胃病，亲人总会提醒，少喝点酒。其实胃病并不是要求滴酒不沾。中医认为，老年胃病主要由脾胃虚寒及肝胃不和引起，因此注重以活血化瘀、补养正气来改善脾胃功能，提高人体正气，缓解慢性胃炎症状的酒水是可以适当喝一些的。

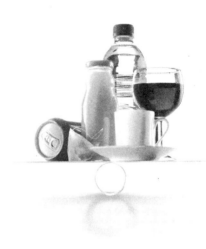

老胃病不妨喝点黄酒

不少人以为，有胃病的人最怕胃受到刺激，所以酒是慢性胃炎发病和加剧的"帮凶"。有了胃病，真的只能滴酒不沾吗？其实不然。少量饮用一点温和醇厚的黄酒，不但不会伤胃，还可温中散寒，行气止痛，柔肝和胃，对于大多数老胃病是有益的。

中医认为，胃病主要由脾胃虚寒及肝胃不和引起，因此注重以活血化瘀、补养正气来改善脾胃功能，提高人体正气，缓解慢性胃炎症状。

清代著名文人曹庭栋养生不求助于医药，活了90余岁。他在六旬时受胃病困扰，饮食难安，身体瘦弱，精神不振，后坚持每日饮用少量黄酒，温煦脾胃，身体逐渐好转起来。他在老年养生专著《老老恒言》中，建议中老年人在秋冬季节饮少量黄酒来"鼓舞"胃气。

黄酒含有18种氨基酸，其中7种为人体必需氨基酸。此外，黄酒还含有糖分、有机酸、酯类、高级醇和丰富的维生素等。酿造黄酒的主要原料有糯米、黄米、小米、黑米和玉米，营养丰富，侧重于滋补。除了缓解"老胃病"的疼痛以外，少量饮用黄酒还可帮助通络活血，祛风除湿，使身体温暖起来。很多人到了秋冬季节会手脚冰凉，畏寒怕冷，稍微吃一点凉性食物，常常感到从胃里生出一股寒气来，并且容易发生腹泻。如果在吃鱼类、海鲜时温一点儿黄酒佐餐，可以起到散寒止痛、防止腹泻的作用。

老人饮用黄酒最好是烫热喝，即饮用前将盛酒器放入水中烫热或隔火加温。黄酒虽然含酒精浓度较低，但由于其酿造工艺，其中仍含有极微量的甲醇、醛、醚等有机化合物，对人体有一定的危害。隔水烫热至70℃后再喝，上述有害物质就会随温度升高而挥发掉大多数。不过饮用量也要适度，一般以每天不超过150毫升为宜。

养胃饮料自己做

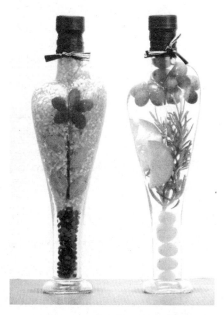

如今能健胃的水果醋广受追捧。中国人喝醋饮料的历史由来已久。传说杨贵妃爱吃荔枝，产荔枝时节，会有专人从南方快马加鞭将荔枝送至长安。而无荔枝时节，为给杨贵妃解馋，宫廷里发明了一种鲜荔枝口味的饮品，就是用上品酿制的醋加糖和冰泉水，来满足杨贵妃吃荔枝的欲望，这就是如今醋饮料的前身了。

醋饮料与家用烹饪的醋完全是两个概念。醋饮料可分为杂果醋饮，冰醋饮和橙，柠檬，桂圆，香蕉，苹果等十几种水果醋饮，还有由糯米，首乌，珍珠粉，花粉等制成的养颜醋、美人醋、贵妃醋等。喝法也不尽相同，有果醋加冰，称为冰晶 XO，也可以果醋兑雪碧，这种喝法被称为"南国红粉佳人"。还可以像调制鸡尾酒一样调出不同的风味。醋饮料可以将水果中的各种维生素，无机盐和其他微量元素较完整地保留下来。许多人认为水果醋中含丰富的氨基酸，能提高身体的新陈代谢作用，防止脂肪堆积，促进体内脂肪分解。

由于添加了不同的果蔬，醋饮料的保健作用也不尽相同。苹果醋可补心益气、生津止咳健胃和脾；番茄醋则能清热解毒、平肝、解暑、止渴；芦荟醋有抑制心律、扩张血管、增长红血球以及防癌等效果。饮用时可以根据自己的身体状况加以选择。

晨起一杯天然醋饮料，可促进大肠收缩，迅速排出宿便，而使人神清气爽，睡前喝一杯醋饮料则有助于入眠。

喝时要注意以下几个方面：

一是不能大量饮用。喝醋的好处在于帮助消化，喜欢吃肉的人可在每餐之后饮用一杯水果醋，吃素或平时消化功能就很好的人，则没有太大必要。从量上说，每天最好不要超过 20 毫升浓缩汁。

二是尽量不要空腹喝，或是不经开水稀释，这会对胃造成一定伤害。

三是患胃溃疡、胃酸过多的人、糖尿病患者不宜多喝。

四是对水果过敏的人在喝之前要详看说明，避开相应的水果醋。

醋饮料有一定的保健作用，但用它治病，尤其是治疗病毒性肝炎、高血压、降低胆固醇的科学根据不足，国内外也没有做过这方面的实验。用醋饮料来减肥也无任何科学依据。长期喝醋饮料能腐蚀牙齿使之脱钙，应在喝后用水漱口。即使一个人的胃肠十分健康，也最好不要在空腹情况下喝醋饮料，因为它会刺激分泌过多胃酸，伤害胃壁。因此，在喝醋饮料前最好先吃饭，这样就能达到帮助消化的效果。就算吃了一些东西，也不能毫无控制地喝醋饮料，每天最多喝 2 ~ 3 杯。如果超过这个限度，就会对胃肠造成不同程度的伤害。

制作方法：

方法一

材料： 各种风味水果：如梅子、苹果、柠檬、金橘、柳橙、葡萄、杨桃、凤梨或综合水果等任意一斤，冰糖一斤，100% 纯天然酿造百家珍陈年醋（或陈年高粱醋）600 毫升一瓶。

容器： 陶瓷缸或广口玻璃浸泡罐。

做法： 将水果洗净后放置阴凉处，让水份晾干。依水果形态大小，切片或切块泡制使用，将果粒或果片及百家珍陈年醋（或陈年高粱醋）放入瓶内，再把冰糖放入瓶内（浸泡过程中偶尔搅拌以使糖溶化）。待材料皆加入瓶内后，密封放置阴凉处。

备注： 1. 浸渍约 45～60 天至冰糖完全溶解（柠檬或柳橙约 30 天即可将果片捞起，以免有苦味）即可取出饮用。2. 取出浸泡汁液，加水调至适合口味或调入适量蜂蜜饮用口味更佳，夏天冰凉更好喝。

方法二

材料： 水果（任何水果皆可）、工研陈年醋（6 度）或工研糯米醋（4.5 度）、糖（麦芽糖、冰糖、沙糖皆可）。

做法： 将一公斤的水果洗净，去掉受伤的部分，再用干布擦干。将水果及同等重量的沙糖放入广口瓶中，再加入一公升酿造醋之后加盖。放在阴凉处，从第二日起，每日轻轻搅拌一次，七天后即可饮用。

备注： ①糖的份量可依个人喜好加以增减。②七天后把水果从瓶中取出。③放于冰箱内可保持五个月。④使用不同水果时，柠檬先用开水洗净，擦干后切成约 2 毫米的薄片浸泡；葡萄洗净去水分后，一颗颗摘下浸泡；橘子、葡萄柚剥皮后切片，和剥下的皮一同浸泡。

用天然酿造的水果醋才有营养价值，制作醋饮料时可加些蜂蜜，不但风味绝佳，蜂蜜中所含大量易为人体吸收的氨基酸、铈、激素等矿物质与醋并用，可收相得益彰之效。

水果醋中富含维生素和氨基酸，能在体内和钙质合成醋酸钙，增强钙质的吸收，使身体强壮；还含有丰富的维生素C，维生素C是一种强大的抗氧化剂，能防止细胞癌变和细胞衰老，增加身体的抵抗力；并有抗菌消炎作用，可以提高机体免疫力，预防感冒。

如果容易感冒者，不妨试试早在早餐后、出门前喝上一瓶水果醋，抵御上班路上的风寒。若是在冬天，也可以把水果醋加热来喝，不仅对胃没什么刺激，也让醋的消毒杀菌效果更好一些。

说水果醋是饭桌良伴可一点不假。水果醋的酸性物质可溶解食物中的营养成分，促进人体对食物中钙、磷等营养物质的吸收；其中含有丰富的醋酸能够增加胃肠蠕动速度，促进消化液分泌，提高胃液浓度，促进消化，减少食物转化成脂肪的机会。

外食族、便当族尤其不易摄取到青蔬菜果，长期下来影响健康，疾病、肥胖问题很难避免，此时可以多喝水果醋来帮助消化。琳琅满目的水果醋功用不同，例如：红葡萄醋富含青花素，养颜美容效果佳；具果粒的芦荟醋，能美容助消化；苹果醋可增加基础代谢，减少脂肪堆积，并且降低胆固醇，改善便秘，达到减重效果。

饮酒伤身，但有时难免有一些聚餐、应酬的场合少不了多喝几杯，此时，建议您在饮酒前后喝水果醋，可使酒精在体内分解代谢速度加快，增加胃液分泌，扩张血管，利于血液循环，提高肝脏的代谢能力，促进酒精迅速排出体外。若喝醉了，可以直接喝一瓶200毫升的凉水果醋，使酒醉情况得到缓解；也可以用水果醋泡白萝卜，解酒效果更好。

水果醋中含有10种以上的有机酸和人体所需的多种氨基酸，视其种类不同，有机酸的含量也不同。长时间劳动和剧烈运动后，人体内会产生大量乳酸，使人感到特别疲劳，而水果醋能使有氧代谢顺畅，清除沉积的乳酸，起到消除疲劳的作用。

对上班族而言，通常下午3点左右是一天中最容易困乏、疲倦的一个时段，此时喝上250毫升的水果醋，能促进代谢功能，恢复精神。

夜晚是油脂分泌最旺盛的时候，尤其是过氧化脂在夜晚分泌增多，是导致皮肤细胞衰老的主因。而晚间皮肤的 PH 值失衡，血液循环不畅，常出现皮肤紧绷、干涩的情况。

水果醋中所含有的有机酸、甘油和醛类物质，可以平衡皮肤的 PH 值、控制油脂分泌、扩张血管、加快皮肤血液循环，利于清除沉积物、润泽皮肤。晚上临睡前喝一些水果醋能缓解这种情况。

适量红酒可防胃溃疡

红酒是一种常见的酒品，它出现在许多大型的场合上，而红酒所为人所知一大功效就是具有美容养颜的作用。但是，红酒还有一项不怎么为人所知的一项功效，适量饮用红酒可预防胃溃疡。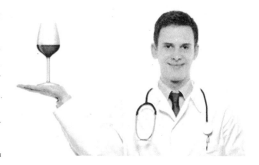

研究表明，适度饮红酒可能会降低一个人感染幽门螺旋菌的风险，幽门菌是人体内很常见的一种细菌，一般不会对人体的内部器官造成伤害。但医学专家认为，胃溃疡的最大罪魁祸首恰恰是这种细菌，另外，儿童时期营养不良也是导致胃溃疡的一个因素。

研究人员对 4902 名成年男女的吸烟、喝酒、喝咖啡等许多生活习惯，进行了长期跟踪调查，结果发现，有 1634 人被测出幽门菌阳性。那些每天饮红酒 3 到 6 杯的人，与那些滴酒不沾的人相比，感染幽门菌的概率下降 11%，饮酒量再适度增加，感染的概率又下降了 6%。

另外，每天喝一杯啤酒的人与一点啤酒都不喝的人相比，也有类似的效果。而吸烟与喝咖啡与感染幽门螺旋菌之间没有必然的联系。研究人员分析，可能是红酒与啤酒中的抗菌成分发挥了作用。

适度饮红酒可能会降低一个人感染幽门螺旋菌的风险，而幽门螺旋菌被认为是胃溃疡的罪魁祸首。大量饮酒会使原有的溃疡加重或延缓溃疡的愈合，这一点是无疑的，所以对已经诊断明确的胃溃疡病人，应尽量不饮酒，或少量饮酒。

优质的红葡萄酒中含有丰富的铁，对女性非常有好处，可以起到补血的作用，使脸色变得红润。同时，女性在怀孕时体内脂肪的含量会有很大增加，产后喝一些葡萄酒，其中的抗氧化剂可以防止脂肪的氧化堆积，对身材的恢复很有帮助。

可能有人会问，葡萄酒毕竟是酒，正处于哺乳期的妇女能喝吗？其实，葡萄酒中的酒精含量并不高，只要不是酒精过敏体质的人，一天喝一小杯（大约50毫升）是没有问题的。哺乳期的人应尽量在哺乳后喝，这样到下次哺乳时，体内的酒精已被大部分降解，对婴儿不会有很大影响。

温馨提示：适度饮红酒可以预防胃溃疡，由于个人体质的不同，所以对饮用红酒的量也会有所不同。每个人应结合自身状况，找到适合自己的量，正确预防胃溃疡。

大麦茶可提升胃动力

上班族，很多人吃饭没规律，饥一顿，饱一顿，暴饮暴食，让胃失去了胃动力。失去胃动力的人，消化吸收不好，渐渐地，胃病就找上来了。大麦茶开胃助消化，可以提升胃动力，帮助守护好你的身体健康。

对于一些上班族来说，吃饭就跟打仗一样，风卷残云、狼吞虎咽。有时由于繁忙、加班，还经常错过吃饭，终于有时间吃饭了又容易暴饮暴食。暴饮暴食甚至是饥一顿饱一顿饮食的不规律的状态，使得上班族逐渐地失去了胃动力。还有那些成天坐在办公室中工作的白领一族，刚开始工作时神采焕发，精神奕奕，但一段时间以后，就感觉疲乏、没有精神，过段时间再看，就会发现自己脸色暗黄，胃口也越来越差，便秘等痛苦的毛病也找上了门，小肚子也不知不觉隆起来了。其实，这都是吃饭不规律，又久坐电脑前，肠胃"罢工"闹腾的。

久坐伤胃，这是一个不争的事实。因为缺乏全身性的运动，胃肠蠕动明显减弱，消化液分泌减少，时间久了就会出现食欲不振、消化不良以及小腹饱胀等症状，胃口会变得越来越差，但小肚子凸出来了。

想要胃肠消化正常，每隔一会儿，最少是一个小时，就要起来活动一会儿，或者多喝几杯水，保证体内需要的水分。当然，现在工作压力极大，一天忙下来，别说隔一个小时活动一会儿了，就连上厕所的时间有时候都被省略了，这还完不成任务，还需要晚上在公司或者回家继续加班。但身体健康毕竟是重要的，虽然食欲不振、消化不良、小腹饱胀等不是什么大毛病，但时间久了，不仅会变严重，还会影响身体其他脏腑的健康，到那时候再着急就已经晚了。

其实没有时间也不要紧，只要我们在假日里为自己炒制出来一些大麦，然后平时上班时喝大麦茶就可以了，不仅解渴，还可以促进消化，提升胃动力。

大麦茶

原料：大麦适量（最好是带有外皮的）。

做法：将大麦拣去沙土等杂质，淘洗干净，晾干；锅置火上，烧热后改为小火（一定要改为小火，否则大火将大麦的壳炒糊了，但里面还没熟），加入大麦，不断翻炒成棕黑色（如果是不带皮的大麦炒至焦黄即可），并且可以闻到一股香喷喷的焦香味即可关火；将炒好的大麦盛出，放凉，装入一个容器中。每次取适量，放入开水锅中煮10分钟左右（注意一定要等水开后再放大麦），也可以直接用沸水冲泡15分钟左右饮用。

功效：消食除胀，平胃健脾，除热止渴，下气利水，实五脏，化谷食，有利于提升胃动力、减肥瘦身。

大麦茶备受中国、日本、韩国等国人们的欢迎，向来有"东方咖啡"的美称。因为冲泡好的大麦茶中不仅有股浓浓的麦香，还有一点咖啡的香味，入口微苦带涩，细品几口后又会转甘味。常饮大麦茶有开胃、助消化和减肥的功效，可以消除胸闷腹胀之感，增强胃动力，同时还是夏季最佳的消暑饮料。久坐电脑前的白领一族如果每天都能喝上几杯大麦茶，一段时间过后就会发现，不仅肠胃功能好了，便秘症状也慢慢消失了，整个人清爽起来，可谓一举多得。

市场上有现成的大麦袋装茶，每次取一袋沏泡，两三分钟就可以饮用了。这种袋装的大麦茶有些是被粉碎了的，即便用冷水沏泡，5分钟左右也可以沏出香醇的大麦茶来。另外，虽然隔夜的大麦茶不适宜再继续饮用，但是却可用来刷洗眉毛，可以使眉毛更为浓密。

蜂蜜水的妙用

蜂蜜是一种纯天然的食品，具有丰富的营养，味道甜蜜，而且不需要消化人体就能够吸收。

早晨一杯蜂蜜水清肠排毒。经常早晨喝蜂蜜水的朋友会发现，基本每天都会厕所便便一次，非常规律，会形成一种习惯，这样每天排毒非常及时．清晨起来一杯蜂蜜水，有利于清理肠胃，有助于排除体内垃圾。

蜂蜜所产生的能量比牛奶高约5倍，能够在很短时间内补充给人体能量，消除人体疲劳和饥饿。早晨喝蜂蜜，可以快速补充体能，让一天有充足的精神。

做法：每天早晨起来后，空腹喝一杯凉开水或一点温的开水冲泡一勺即可。

健康提示：空腹喝蜂蜜水容易使体内酸性增加，本身肠胃不好的人最好是用30度的水泡着喝，否则容易引起腹泻、肠胃炎等。

午后一杯蜂蜜水补充能量。每天下午3、4点，正值午餐与晚餐之间，也是能量消耗最大最疲劳的时候，此时机体处于"饥饿"状态，及时补充一杯温热的蜂蜜水，既让混沌的大脑在芬芳香味中有所清醒，还能够补充一些糖分和能量，为接下来两三个小时的工作和生活提供活力基础。

同时，蜂蜜水还可以与酸奶、果蔬汁等混合食用，使机体补充更多营养物质。

做法：下午茶时间，为自己准备一杯蜂蜜牛奶或者蜂蜜茶饮。

睡前一杯蜂蜜水安神助眠。中医有句话："朝朝盐水，晚晚蜜汤"。说的意思是：每天早起空腹喝淡盐水，每天晚上睡前喝蜂蜜水。

蜂蜜中的葡萄糖、维生素可以调节神经系统功能，缓解神经紧张，促进睡眠，而且没有任何副作用。睡前一杯蜂蜜水，可以帮你舒缓情绪，提高睡眠质量。

做法：睡觉前喝一勺蜂蜜即可，用凉开水冲泡更好。

餐后一杯蜂蜜水消食助消化。蜂蜜对胃肠功能有调节作用，可使胃酸分泌正常。进食后，尤其是饱食后，胃部消化功能易下降，大肠蠕动变弱。

而蜂蜜有增强肠蠕动的作用，可以促使胃酸正常分泌，可显著缩短排便时间，消除大餐后的积食。

做法：餐后 1~2 小时后，食用一杯蜂蜜水。

饭前一杯蜂蜜水抑制胃酸。蜂蜜对胃酸分泌有重要的影响影响，胃酸分泌过多或过少时，蜂蜜可起到调节作用，使胃酸分泌活动正常化。

如在饭前 1 个半小时食用蜂蜜，它可抑制胃酸的分泌，从而减少食物对胃黏膜的刺激。

做法：进食前 0.5~1.0 小时的时候，食用半杯蜂蜜水。

此外，蜂王浆也能防治肠胃病。萎缩性胃炎是常发病之一，对人的危害较大，然而服用蜂王浆能有效地预防和治疗。胃炎患者服用蜂王浆后，病情会得到不同程度的改善，症状明显好转，食欲增加，睡眠改善，精力旺盛，体重增加，胃液检查胃酸明显增加。

服用蜂王浆，可使胃炎复发现象减少，消化机能提高。另有资料报道：胃及十二指肠溃疡、慢性胃炎、无食欲、恶心、胃下垂等病症，经过服用蜂王浆调理后，症状均可得到缓解。

在肠胃机能恢复上，蜂王浆是卓有成效的。幽门部溃疡、胃痛、严重烧心等，服用蜂王浆后，不适症状很快消失，身上有劲了，溃疡也被治愈。患慢性胃炎，无食欲、恶心、持续不眠，以至性欲减退的人，服用蜂王浆后，各种症状基本消失，使身心都健壮起来。

胃病患者如何选择牛奶

我们都听过牛奶可以保胃护胃，但并不是随意喝就可以的，牛奶也分全脂和脱脂，不同胃病患者要选择不同的牛奶。那么，胃病患者怎么选择牛奶呢?

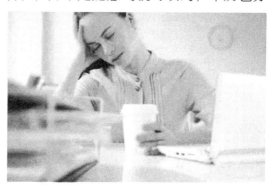

牛奶可护胃，那也要分全脂的和脱脂的。

全脂牛奶含有比例得当的脂肪，有抑制胃酸分泌的作用，平时胃里爱泛酸水的人可以喝一些。而脱脂牛奶完全脱去了脂肪，有刺激胃酸分泌的作用。所以，胃酸分泌能力差、消化慢、有萎缩性胃炎的人特别适合喝。

很多人经常片面地理解营养学知识，爱一下子吃到底。比如，酸奶益肠道、可通便的功效也是片面的。刚出厂的酸奶，发酵还算充分，喝了有止泻的作用。而放在冰箱里一两天的酸奶，各种乳酸菌发酵充分，大量繁殖。此时喝酸奶，就有促进肠道蠕动、帮助排便的作用了。此外，酸奶可以促进孩子食欲，给孩子开胃，但喝超市里售卖的某些酸奶却容易让孩子没了食欲，不正经吃饭。

因为超市里的酸奶大都添加了糖，而糖有抑制儿童食欲的作用。所以要想给孩子开胃，最好选含糖少或者自制的酸奶。

各种食物都有特别的营养，没有一刀切的营养方案，也不是哪种食物有营养就可以天天吃。说到底还是那句话，营养膳食的合理搭配最重要。

说起胃病，大约有80%的人都患过或患有此类疾病。胃病是各种胃功能、器质病变总称包括慢性浅表胃炎、慢萎缩胃炎、糜烂胃炎和胃溃疡、十二指肠溃疡以及其各种情况疾病。胃病患者经常遭受胃痛、胃胀、烧心、反酸、恶心、呕吐、嗳气、食欲不振等各种症状困扰。对胃病患者能否喝牛奶问题也一直众说纷纭，有人说牛奶可以养胃、治疗胃病，也有人说胃病喝牛奶会产生不利影响，究竟哪种说法正确呢?

萎缩胃炎：萎缩胃炎患者，往往容易胃酸缺乏牛奶中所含蛋白质及钙可以刺激胃酸分泌，因此可以喝牛奶。

浅表胃炎：浅表胃炎患者，胃酸往往正常或过多，可以少量喝些牛奶或者将牛奶与米汤混合后喝。

消化溃疡：不适合大量喝牛奶，否则会刺激胃酸分泌过多引起疼痛，现已证明牛奶刺激胃酸分泌作用比起本身可中和胃酸作用更强，不少学者仍然认为牛奶与清淡饮食有益消化溃疡治疗，但是牛奶并不是治疗消化溃疡特异治疗方法即不能依靠喝牛奶治疗胃溃疡，因此病情稳定期可以少量喝一点低脂牛奶，也最好与稀饭、米汤等混合后一起食用。

胃食管反流疾病：返流胆汁不但对胃黏膜有侵蚀作用而且能刺激胃窦部 G 细胞释放胃泌素，使胃酸分泌增多，发病期不宜喝牛奶，病情稳定期可以少量喝牛奶，不适合大量饮用。

功能消化不良：牛奶易消化吸收可以补充蛋白质，因此功能消化不良患者可以喝牛奶，但是喝酸奶效果会更好更易消化吸收。

当胃病发病期时，对牛奶宜忌也是需要注意的，牛奶中乳糖含量较高，但必须在消化道乳糖酸作用下分解为半乳糖和葡萄糖后才能被吸体吸收，如果乳糖酸缺乏，饮用牛奶后就会引起腹痛、腹泻；如果不是乳糖不耐受患者，可以少量喝牛奶；胃胀、腹泻时喝酸牛奶更合适，因为酸奶中大部分乳糖被分解成乳酸，可减轻乳糖不耐受症状。

PART 3　如何做出养胃美食

俗话说胃病"三分治七分养"。跟控制疾病相比，其实预防更重要，日常生活中我们不妨多注重饮食调养预防更严重的胃病，那么有什么方法可以不用打针吃药就能改善我们的胃呢？

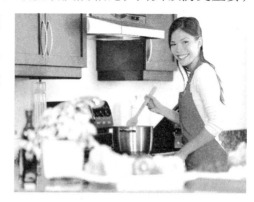

早起先喝养胃汤

一天之计在于晨，我们都知道，是第一天的开始，那么早餐吃的好不好直接关系着你的健康，一碗清晨养胃汤能够助你一臂之力。

红枣蚕蛹蚕茧汤

红枣 50 克，带蚕蛹的蚕茧 20 个，适量白糖。将洗净的红枣，和蚕茧一起入锅，加 800 克水。煮沸后改用小火慢煎 15 分钟。滤汁入大碗，加入白糖调味即成。

1. 桂枣山药汤

原料：红枣 12 粒，山药约 300 克，桂圆肉两大匙，沙糖 1/2 杯。

做法：红枣泡软，山药去皮、切丁后，一同放入清水中烧开，煮至熟软，放入桂圆肉及沙糖调味。

食法：待桂圆肉已煮至散开，即可关火盛出食用。

功效：山药具有补脾和胃之功能；桂圆、红枣有益气血、健脾胃的作用。

2. 萝卜羊肉汤

原料：羊腩肉 750 克，白萝卜 500 克，香菜、盐、鸡精、料酒、葱、姜、胡椒粉适量。

做法：将羊肉洗净，切成粗丝，白萝卜洗净切成丝。坐锅点火倒入底油，放入姜片煸炒出香味后倒入开水，加盐、鸡精、料酒、胡椒粉调味，水烧开后先放入羊肉煮熟，再放入白萝卜，转小火煮至萝卜断生后，撒上葱丝和香菜叶即可出锅。

功效：此汤补中益气，温胃散寒。

3. 紫苏生姜红枣汤

原料：鲜紫苏叶 10 克，生姜 3 块，红枣 15 克。

做法：先将红枣放在清水里洗净，然后去掉枣核，再把姜切成片。将鲜紫苏叶切成丝，与姜片、红枣一起放入盛有温水的砂锅里用大火煮，锅开以后改用文火炖 30 分钟。然后将紫苏叶、姜片捞出来，继续用文火煮 15 分钟。

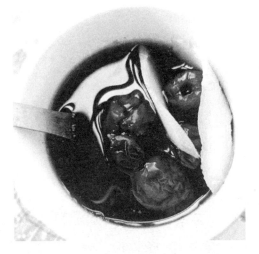

功效：此汤具有暖胃散寒、助消化行气的作用。

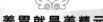

4. 胡椒猪肚汤

原料： 白胡椒 30 至 50 粒，猪肚 1 个，食盐、料酒、味精各少许。

做法： 先将猪肚洗净（可加盐、醋并用开水烫洗），锅内注水，猪肚块（或丝）下锅，加入白胡椒，煲两个小时左右，汤稠肚烂时，加入食盐、料酒、味精即可食用。

功效： 此汤可在饭前饮用。胡椒性温热，有温中散寒作用；猪肚有健胃养胃的功效。

5. 木瓜排骨汤

原料： 鲜木瓜 1 个，花生仁 150 克，猪排骨 500 克，红枣 9 枚，以及食盐、味精适量。

做法： 鲜木瓜去皮、子，洗净切厚片；花生用清水浸泡 30 分钟；排骨洗净剁成小块，红枣去核，洗净。将上述原料全部放入沙锅中，加清水适量，用大火煮沸后，再改用小火炖 3 小时，加入食盐、味精调味即可。

食法： 佐餐食用，每天 1 ~ 3 次，每次 150 ~ 200 毫升。

功效： 本汤具有清热润燥、健脾通便之功效；适用于慢性胃炎、胃及十二指肠溃疡所致的消化不良，或口渴咽干，或春季过度烤火、过用暖气所致的咽喉疼痛者。

6. 党参鳙鱼汤

原料： 鲜鳙鱼 1500 克，党参 30 克，料酒、食盐、大葱、生姜、草果、陈皮、桂皮、植物油、鸡汤适量。

做法： 先将党参、草果、陈皮、桂皮、姜洗净，装入纱布袋扎口；将鳙鱼去鳃、内脏，洗净后下油锅稍煎；锅中倒入鸡汤，加入药包和葱、料酒、食盐，煮至鱼肉熟烂后，拣去葱、药包即可。

食法： 佐餐食用，每天 1～3 次，每次 150～200 毫升。

功效： 本汤具有扶脾养胃、补中益气、健身强体之功效，适用于春季慢性胃炎、胃及十二指肠溃疡患者。

7. 羊肉暖胃汤

原料： 鲜羊肉 500 克，生姜 3 片，香附子 9 克，香砂仁 9 克，食盐、味精少许。

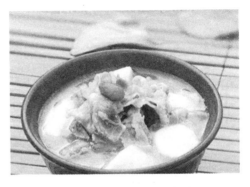

做法： 鲜羊肉切成大块，过沸水后与生姜片、香附子、香砂仁一起放入沙锅中，加清水 2000 毫升，用小火炖 3 小时后，加入食盐、味精调味即可。

食法： 佐餐食用，每天 1～3 次，每次 150～200 毫升。

功效： 本汤有温中暖胃、散寒止痛之功效；适用于春季胃寒不适、口淡作呕或过食寒凉食物所致胃肠隐痛、腹胀便溏、胃肠痉挛、胃气上逆或胃、十二指肠溃疡属于胃寒型者。

8. 黄汁鸡块汤

原料： 带骨煮熟鸡肉 500 克，黄油 50 克，葱头 250 克，清鸡汤 1500 毫升，香桃 1 个，香叶 1 片，胡椒粒 3 克，食盐适量，油炒面 15 克，鸡蛋黄 1 只。

做法： 葱头切成丁，煮熟鸡肉切小块，备用；煎锅内加入黄油烧热，沥净水分，加入葱头丁、香叶、白胡椒粒，焖至微黄色时，再加入油炒面，拌匀；把鸡汤倒入盛炒葱头等的锅内，大火烧沸，加入食盐、香桃，煮沸约 10 分钟，拣出香桃皮，熄火，保持汤热，备用。鸡蛋黄放碗内，放入少许热鸡汤打散，倒入鸡汤内，盛汤时先把熟鸡肉块放于碗内。

食法：佐餐食用，每天 1~3 次，每次 15~200 毫升。

功效：本汤有温脾和胃、壮阳补肾之功效；适用于春季胃肠虚寒型慢性胃炎、胃及十二指肠溃疡以及症见泛酸、食少纳呆、神疲肢倦、大便稀薄者。

9. 豌豆瓣咖喱粉汤

原料：干豌豆瓣 250 克，面粉 125 克，葱头 75 克，大蒜 25 克，咖喱粉 7 克，茴香子粉、香菜子粉、辣椒粉各 10 克，生姜末、香菜各 20 克，花生油 200 毫升，鸡清汤 2500 毫升，食盐适量。

做法：先将干豌豆瓣用水煮软，捣碎备用；铁锅内放入花生油，将面粉炒至微黄，用鸡汤调匀，再与豌豆一起煮沸。洗净铁锅，放入花生油烧热，放入葱头末、生姜末、大蒜末、咖喱粉、茴香子粉、香菜子粉、辣椒粉炒黄与汤混合在一起，用食盐、味精调味即可。食用时撒上鲜香菜末。

食法：佐餐食用，每天 1~3 次，每次 150~200 毫升。

功效：本汤具有温补脾肾之功效；适用于春季脾肾阳虚型之慢性胃炎、胃及十二指肠溃疡，或肠激惹综合征症见腹痛腹泻、食冷即痛、手足不温以及面色苍白者。

不容忽视的是，平时的日常饮食，注意胃病的饮食保养，注重食疗法。希望胃病患者都能吃出健康好胃来。

冬天宜吃的暖胃食物

冬季天气寒冷，加上有些人饮食不规则，所以往往是胃病泛滥的时候。那么哪些食物有御寒作用，冬季暖胃食物有哪些？

1. 虾米：非常适合冬季肾虚所致的畏寒的人食用。因为它富含蛋白质、碳水化合物、脂肪、钙、磷、铁等成分，具有补肾壮阳、滋阴健胃、通畅血脉的功效。

2. 带鱼：补五脏、祛风、杀虫，对脾胃虚弱、消化不良尤为适宜。

3. 鲢鱼：中医认为鲢鱼为温中补气、暖胃、泽肌肤的养生食品，适用于脾胃虚寒体质、溏便、皮肤干燥者，也可用于脾胃气虚所致的乳少等症。

4. 羊肉：它既能御风寒，又可补身体，开胃健脾，对一般风寒咳嗽、慢性气管炎、虚寒哮喘、肾亏阳痿、腹部冷痛、体虚怕冷、腰膝酸软、面黄肌瘦、气血两亏、病后或产后身体虚亏等一切虚状均有治疗和补益效果，最适宜于冬季食用，故被称为"冬令补品"。

5. 栗子：中医认为，栗子性味甘、温，入脾、胃、肾经，有养胃健脾，补肾强腰之功，适用于脾胃虚弱所致的反胃、腹泄、肾虚、腰膝无力及小儿脾胃不健等。

6. 核桃：它含有 40% ~ 50% 的脂肪，其中多数为不饱和脂肪酸，具有降低胆固醇，防止动脉硬化及高血压的功效。核桃仁中还富含磷脂和维生素 E，具有增强细胞活性，促进造血功能，增进食欲的功效。这些都对提高身体健康，抵御寒冷大有益处。

7. 山药，为秋冬进补打基础。秋冬进补前吃点山药，更有利于补品的吸收。山药为补中益气药，特别适合脾胃虚弱者进补前食用。益气养血暖手脚。手脚发凉常对女性"情有独钟"。中医认为，手脚冰凉与体质虚弱有密切关系，而山药乌鸡汤和龙眼山药羹均具有很好的补中、益气、养血作用，特别适合手脚发凉症患者。

8. 姜：能温中散寒，祛风散寒，去除体内湿气，秋冬食用，舒缓血脉，全身温暖。生姜能刺激胃黏膜，引起交感神经的反射性兴奋，促进血液循环，振奋胃功能，达到健胃、发汗、止痛、解热的作用。生姜重补暖、大枣重补益，对治疗寒凉引起的胃病非常有效。

9. 菠菜，美味柔软，颜色靓丽。含有丰富的维生素 C，胡萝卜素，蛋白质及铁质等矿物质。常使用可以增强大脑功能，防止大脑老化，治疗贫血症和夜盲症，还可以帮助女士们美颜养肤，恢复年轻活力。常见的菜色是搭配鸡蛋煮汤，或者烹炒菠菜鸡蛋菜肴，都是美味无比。

药用点心可养胃

许多老年人退休之后闲来无事，经常会种种花养养草，既可以陶冶情操，也可以帮助自己打发时间，殊不知，有些花草还可以用来做药膳。佛

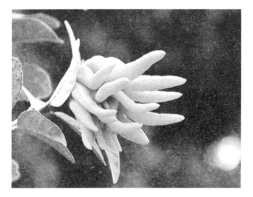

手不仅有较高的观赏价值，而且具有珍贵的药用价值。佛手是一种常用中药，其全身都是宝，根、茎、叶、花、果均可入药，性味辛、苦、甘、温、无毒，入肝、脾、胃、肺经，有疏肝解郁、理气和中、燥湿化痰的功效，常用于肝郁气滞证、脾胃气滞证和痰湿壅肺证。药理研究表明，佛手主要含柠檬油素等香豆精类，尚含黄酮苷、橙皮苷、有机酸、挥发油等，对肠道平滑肌有明显的抑制作用，对乙酰胆碱引起的十二指肠痉挛有明显的解痉作用，可扩张冠状血管，增加冠脉的血流量，减缓心率和降低血压。

据史料记载，佛手的根可治男人下消、四肢酸软，花、果可泡茶，有消气作用，果可治胃病、呕吐、噎嗝、高血压、气管炎、哮喘等病症。《归经》等书也载，佛手可治臌胀发肿病、妇女白带病及有醒酒作用，是配制佛手中成药的主要原料。下面介绍几种常用的佛手药用方

1. 将佛手 10 ~ 15 克煎汤去渣，再加入粳米 50 ~ 100 克、冰糖适量同煮为粥。可供早、晚餐或作点心食用。佛手粥具有健脾养胃，理气止痛的作用，适用于年老胃弱、胸闷气滞、消化不良、食欲不振、嗳气呕吐等

病人。

2. 将佛手 10 克、青皮 9 克、川楝子 6 克，水煎服，早晚各一次。用于肝气郁结、胃腹疼痛等病症。

3. 将佛手 15 克、陈皮 9 克、生姜 3 克，加水煎煮，一日两次，可用于治疗恶心、呕吐。

4. 将佛手 15 克、藿香 9 克、姜皮 3 克，水煎服用，治疗哮喘。

5. 将佛手 20 克与猪小肠适量共炖，食肉饮汤，用于治疗治白带过多症。

6. 将佛手 30 克洗净，清水润透，切片成丁，放瓶中，加低度优质白酒 500 毫升，密闭，泡 10 日后饮用，每次 15 毫升，可治慢性胃炎、胃腹寒痛。

7. 鲜佛手 10 克，加生姜 6 克，水煎去渣，加白沙糖温服，每日 1 次，治疗湿痰咳嗽。

另外，佛手的果实还能提炼佛手柑精油，是良好的美容护肤品。通过提炼、蜜调、浸渍、配制等方法，佛手还往往被加工成多种食品和饮料，诸如果脯、蜜饯、佛手酒、佛手茶、佛手蜜等。

如何正确喝汤

有人说光喝汤不吃饭能减肥，所以很多人选择在下班以后的晚餐，用一锅热气腾腾的美味鲜汤犒劳自己，但专家建议晚餐应适当吃得清淡些，有些汤不宜晚上喝。

专家提醒，肉类煲汤较油、热量高，不适合晚上食用，选在上午或中午吃比较好。

排骨汤抗衰老。骨汤中的特殊养分以及胶原蛋白可促进微循环，50 ~ 59 岁这 10 年是人体微循环由盛到衰的转折期，骨骼老化速度快，多喝骨头汤可收到药物难以达到的功效。

鱼汤防哮喘。鱼汤中含有一种特殊的脂肪酸，它具有抗炎作用，可以治疗肺呼吸道炎症，预防哮喘发作，对儿童哮喘病最为有效。

鸡汤抗感冒。鸡汤，特别是母鸡汤中的特殊养分，可加快咽喉部及支气管膜的血液循环，增强黏液分泌，及时清除呼吸道病毒，缓解咳嗽、咽干、喉痛等症状。煲制鸡汤时，里面可以放一些海带、香菇等。

小贴士：煲汤时间不要过长。专家提醒说，长时间加热能破坏煲类菜肴中的维生素；加热 $0.1 \sim 1.5$ 小时，即可获得比较理想的营养峰值，此时的能耗和营养价值比例较佳。

牛肉汤中放番茄。煲牛肉汤时，放一两个番茄，可以增加汤中番茄红素的含量，而且果酸能嫩化牛肉纤维，使肉质更鲜美。

猪蹄汤不宜常吃。由于其中的胶原蛋白不能完全利于吸收，会给胃肠消化系统带来麻烦，即使要吃，也要与青菜、莲藕放在一起煮。

注意喝汤的正确时间和量：

老话说"饭前先喝汤，胜过良药方"，其实，这话是有道理的。吃饭的时候，食物是经过口腔、咽喉、食道最后到胃的，这就像一条通道。吃饭前先喝口汤，等于是将这条通道疏通了以便于干硬的食物通过，而不会刺激消化道黏膜。进汤时间以饭前 20 分钟左右为好，吃饭时也可缓慢少量进汤。

虽然饭前喝汤对健康有益，但并不是说喝得越多越好，一般情况，早餐可适当喝多些，因为早晨人们经过一夜睡眠，损失水分较多。中晚餐前喝汤以半碗为宜，尤其是晚上要少喝，否则频频夜尿影响睡眠。

不同情况选择不同汤类：

1. 晨起最适合喝肉汤，因肉汤中含有丰富的蛋白质和脂肪，在体内消化可维持 $3 \sim 5$ 小时，避免人们一般在上午 $10 \sim 12$ 点这个时段易产生饥饿和低血糖现象。

2. 不同季节喝不同的汤可以预防季节性疾病。如夏天宜喝绿豆汤，冬天宜喝羊肉汤等。

3. 体胖者适合在餐前喝一碗蔬菜汤，既可满足食欲，又有利减肥。体型瘦弱者多喝含高糖、高蛋白的汤可增强体质。

4. 孕产妇、哺乳女性以及老人、小孩可在进食前喝半碗骨头汤，补充身体所需的钙。注意，骨折病人不宜喝骨头汤。

5. 月经前适合喝食性温和的汤，不要喝大补的汤，以免补得过火而导致经血过多。

胃虚患者应常吃豆类

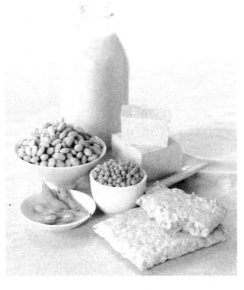

中医认为，豆类蔬菜的共性是性平、有化湿补脾的功效，对脾胃虚弱的人尤其适合。对由脾胃虚弱导致的食欲不振、腹泻、呕吐、女性白带等症状，可以起到一定的治疗效果。糖尿病患者由于脾胃虚弱，经常感到口干舌燥，平时最好多吃扁豆。

豆类蔬菜主要包括扁豆、刀豆、豌豆、豇豆等，大部分人只知道它们含有较多的优质蛋白和不饱和脂肪酸（好的脂肪），矿物质和维生素含量也高于其他蔬菜，却不知道它们还具有重要的药用价值。但是，根据种类的不同，它们的食疗作用也有所区别。

扁豆：多在夏秋季节食用。对由脾胃虚弱导致的食欲不振、腹泻、呕吐、女性白带等症状，可以起到一定的治疗效果。糖尿病患者由于脾胃虚弱，经常感到口干舌燥，平时最好多吃扁豆。女性可以将扁豆炒熟成末，每次 6~12 克，用糯米酒或温水送服，能够缓解白带多的症状。

刀豆：味甘、性温，具有暖脾胃、下气、益肾、补充元气的作用。适用于气滞、打嗝、胸闷不适、腰痛等症状。嫩刀豆用来煮食或制成酱菜，不仅味道鲜美，还有温补的作用；老刀豆则对打嗝的治疗效果最好。

豇豆：也就是我们所说的长豆角。它除了有健脾、和胃的作用外，最重要的是能够补肾。李时珍曾称赞它能够"理中益气，补肾健胃，和五脏，调营卫，生精髓"。所谓"营卫"，就是中医所说的营卫二气，调整好了，可充分保证人的睡眠质量。

此外，多吃豇豆还能治疗呕吐、打嗝等不适。小孩食积、气胀的时候，用生豇豆适量，细嚼后咽下，可以起到一定的缓解作用。

豌豆：豌豆的味甘、性平，常吃能够补中益气、利小便。适用于脾胃虚弱所导致的食少、腹胀等症状。哺乳期妇女吃了，还有助于增加奶量。

土豆汁的神奇疗效

熬土豆汁能缓解高血压、贫血土豆中的钾离子有抑制钠离子收缩血管、损坏心血管的作用。建议患有高血压或因肾功能障碍而浮肿的人尝试喝熬土豆汁。

健康的饮食除了要悉心挑选食物，还要注意食物的食用方法，因为科学的食用方法会让普通的食物具有神奇的功效。小到感冒、咳嗽、便秘、腹痛、胃胀、口腔溃疡这些"小毛病"，大到高血压、胃溃疡、糖尿病、动脉硬化这些"大问题"，吃对了，就会有神奇的疗效！

穷人的面包——土豆，可治疗胃溃疡、十二指肠溃疡、高血压、贫血、湿疹、烧伤、冻伤、便秘。

最佳食用季节：春秋两季。

挑选要点：表面光滑、没有损伤。

食用方法：擦碎、煮、烤。

保存方法：阴凉通风处。

以前，一提到土豆，大家总是想起西餐的做法，如土豆沙拉、炸薯片、土豆泥。我在这里向大家介绍一下土豆年糕的做法。

取 4~5 个土豆，煮熟待用。将一碗剩米饭捣烂后，与煮好的土豆一起和匀，同时一点点地加入 200 克淀粉。揉至年糕团的硬度与耳垂的硬度相近后，将面团搓成直径约 5 厘米的棒状，然后切成 1.5 厘米厚的圆片。在平底锅中放入适量黄油烧热，将年糕片烤至两面焦黄即可。用黄油烤制的年糕片味美香甜、营养丰富。未烤制的年糕片可以冷冻保存。

土豆不仅种植范围广，而且富含维生素 C，土豆中的维生素 C 在加热时也不会流失。此外，土豆还含有钾、铁、氨基酸，以及微量的具有镇定作用的阿托品。土豆有多种药效，被广泛用于辅助治疗胃溃疡、十二指肠溃疡、高血压、贫血、湿疹、烧伤、冻伤、便秘等疾病。在德国，土豆被称为"穷人的面包"；在法国，则被称为"大地的苹果"。

土豆的妙用：

用榨土豆汁治疗胃溃疡、十二指肠溃疡土豆中的维生素 C 可以净化胃黏膜，能有效缓解胃溃疡等疾病。食用方法：将新鲜的土豆洗干净，去皮擦碎，用滤纸过滤后制成生土豆汁，每天早晚都空腹饮用 1 小汤匙（约 15 毫升）。这种方法对治疗慢性便秘同样有效。

熬土豆汁能缓解高血压、贫血，土豆中的钾离子有抑制钠离子收缩血管、损坏心血管的作用。建议患有高血压或因肾功能障碍而浮肿的人尝试喝熬土豆汁。

做法：将土豆洗干净后，带皮切成圆片放入锅中，加入 1 升水，煮开后撇去浮沫，不再出现浮沫时，改小火煮 1 小时，再用滤纸过滤煮好的土豆汁，早晚各饮用 1 茶杯（约 280 毫升）。除了高血压患者，贫血和肠胃不好的人也可以喝熬土豆汁。注意：肾病患者不宜喝熬土豆汁。

PART 4　蔬菜花果的养胃功效

生活中很多的饮食习惯都关乎着自身的健康，在面对各种营养的时候，我们要如何选择，蔬菜瓜果甚至是花都有着怎样的养胃功效呢？又该怎么吃呢？这是个与健康直接相关的问题。如何选择营养？怎样选择饮食？怎样吃才能发挥它们的养生功效呢？这些都会给身体带来一定的影响。

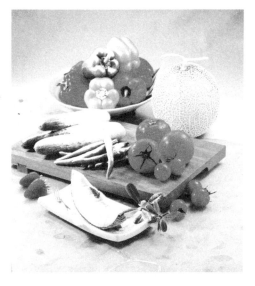

常吃藕可养胃

藕的营养价值很高，不仅富含铁、钙等矿物质，而且植物蛋白质、维生素以及淀粉含量也很丰富。有明显的补益气血、增强人体免疫力的作用。故中医称其："主补中养神，益气力。"莲藕中含有黏液蛋白质和膳食纤维，能与人体内的胆酸盐和食物中的胆固醇及甘油三酯结合，使其从粪便中排出，从而减少脂类的吸收。莲藕能散发出一种独特的清香，还含有鞣质，有一定的健脾止泻作用，能增进食欲，促进消化，开胃健中，有益于胃纳不佳、食欲不振者恢复健康。老人常吃藕，可以调中开胃、养血补髓、安神健脑，具有延年益寿之功效。

如果想让藕的养胃补阴、健脾益气的作用更加明显，必须把其加工成熟食。因生藕性寒，甘凉入胃，对肠胃脆弱的老年人来说，会有一定的刺激作用。而把藕加工至熟后，其性由凉变温，虽然失去消痰清热的性能，却增加了养胃滋阴、养血止泻之功效。这里推荐一道养胃的藕汤：其制作方法是，牛腩250克，洗净切小块，煮烂，再放入去皮切块的莲藕250克，煮15分钟后放人海带200克，加适量酒、盐，煮30分钟即可食用。

木瓜增强消化力

吃木瓜，增加胃肠动力助消化。黄澄澄的木瓜果肉令人食欲大增。木瓜不仅有着让人垂涎欲滴的果肉，还有丰富的营养价值。此外，对于胃肠道功能不良的人来说，木瓜还有帮助消化的作用。

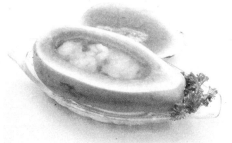

我们吃下去的肉类中的蛋白质要分解成氨基酸才能被人体吸收，人体分解蛋白质主要是靠胃分泌的胃蛋白酶和胰腺分泌的胰蛋白酶，如果人分泌这些酶的量减少或分泌出现了异常，吃下去的肉类蛋白消化和吸收就有问题，导致消化不良。

在木瓜中的乳状液汁，含有一种被称为"木瓜酵素"的蛋白质分解酶，它跟胃蛋白酶和胰蛋白酶一样，能够分解蛋白质，因此能帮助我们消化肉类蛋白质。饭后吃木瓜，可以帮助消化，有辅助治疗肠胃炎、消化不良的效果。

在煎牛排前，我们常用到的"松肉粉"或是"嫩精"中就含有木瓜酵素，它的作用就是将肉类的结缔组织和蛋白质分解，让肉吃起来更鲜嫩可口。根据这个道理，用木瓜炖肉的话，肉质也会更嫩更美味。

除了帮助消化的功能外，木瓜酵素还有分解并去除肌肤表面的老化角质层的作用，常被应用在化妆品中。木瓜还富含 β 胡萝卜素，这是一种天然的抗氧化剂，能有效对抗全身细胞的氧化，破坏使人体加速衰老的氧自由基。因此，常吃木瓜还有美容护肤、延缓衰老的功效。

1. 木瓜牛奶

原料：木瓜 300 克、牛奶 200 毫升、蜂蜜少许

做法：将木瓜切成块，打成汁，再加入牛奶和蜂蜜。

功效：缓解肠胃功能紊乱、肠胃炎，还有美容功效。

2. 木瓜排骨盅

原料：木瓜一个、排骨 250 克

做法：将木瓜掏空，放入排骨，再加入料酒、蚝油等调味品和少许蒜末，放入锅中大火蒸 30 分钟即可。

功效：助消化。

3. 凉拌青木瓜

原料：青木瓜 1 个、朝天椒、香菜、开洋各少许

做法：木瓜洗净切成细条，用盐腌 30 分钟，再用水冲洗片刻。加开洋和事先洗净切好的朝天椒和香菜，拌匀即可。

功效：开胃、增加食欲。

苹果生津，生治便秘熟治腹泻

中医学认为苹果具有生津止渴、润肺除烦、健脾益胃、养心益气、润肠、止泻、解暑、醒酒等功效。同时，苹果生治便秘，熟治腹泻，下面我们来看看苹果是如何治疗便秘及腹泻的。

苹果生治便秘：苹果中含有丰富的鞣酸、果胶、膳食纤维等特殊物

质，鞣酸是肠道收敛剂，它能减少肠道分泌而使大便内水分减少，从而止泻。而果胶则是个"两面派"，未经加热的生果胶有软化大便缓解便秘的作用，煮过的果胶却摇身一变，具有收敛、止泻的功效。膳食纤维又起到通便作用。鞣酸在果肉及果皮内均含有，果皮中含量更丰富，而果胶含在果肉内，近皮处丰富，将苹果煮熟后对半切开，会发现近皮处有一层浅黄色的物质，就是果胶。

苹果熟治腹泻：而如果把苹果作为煲汤材料，加热后又能起到收敛、止泻的作用。因为鞣酸和加热后的果胶具有收敛作用，能使大便内水分减少，从而达到止泻目的。所以如果家里有腹泻的孩子，家长可以把苹果洗干净，连皮放入沸水中煮几分钟，用勺子刮果泥给孩子吃。或者把苹果放入水中煎煮，取浓汁饮用。在吃煮熟的苹果时，最好连皮一起吃，这样治疗腹泻的效果会好些。

苹果治小儿腹泻配方：

苹果若干个，将苹果用开水洗净，削皮，隔水蒸熟，捣烂成泥，备用。服法：每日4次，每次约100克，一岁以下婴儿每次约50克，日服3~4次，此时不食其他食物，待症状好转后可减少吃苹果泥，而适当增加奶酪。功效：益脾健胃，厚肠止泻。还适用于经常大便溏薄。制作指导：将削掉皮的苹果浸于凉开水里，可防止氧化使苹果清脆香甜。

知道了苹果生治便秘，熟治腹泻，相信您不管是遇到腹泻或是便秘的消化系统症状，都可以通过小小的苹果来解决啦。

鲜橙可以防胃癌

每天吃一个橙子，可以使口腔、食道和胃的癌症发生率减少一半。研究发现，每天吃柑橘类水果，还可以使中风的发生率降低19%。

柑橘类水果是水果第一大家族，包括橙子、橘子、柚子、葡萄柚、金橘、柠檬等多个品种。其中橙子传统上被看作是西方膳食当中维生素C的主要供应来源，也能提供相当数量的胡萝卜素和钾、钙、铁等矿物质。

柑橘类水果能够抗氧化，强化免疫系统，抑制肿瘤细胞生长，并使肿瘤细胞转变成正常细胞。澳大利亚的科学家称，在所有的水果当中，柑橘类中所含的抗氧化物质最高，其中有170种以上的植物化学物质，包括60多种黄酮类物质，还有17种类胡萝卜素。黄酮类物质具有抗炎症、抗肿瘤、强化血管和抑制凝血的作用，类胡萝卜素则具有很强的抗氧化功效。这些综合的生理活性成分使得柑橘类水果对多种癌症的发生具有抑制作用。

实际上，柑橘类水果并不是每一种营养素含量都非常高。若论钾、镁、铁等矿物质含量和维生素C的含量，比不上鲜枣；若论黄酮类物质的含量，比不上山楂；若论类胡萝卜素的含量，比不上木瓜和芒果。然而，柑橘类水果产量丰富、价格便宜、四季可食，在膳食中的营养意义受到人们更多的重视。柑橘类水果的营养共性很强，价格高的、进口的品种并不就比价格便宜的国产品种营养更好。

柑橘类水果的果皮里含有大量果胶，其中的芳香油有开胃效果，橘瓣皮中含有大量膳食纤维，橘络有止咳化痰的效果。然而，这并不意味着没有咳嗽痰多和食欲不振问题的人也非要吃橘皮和橘络。

柑橘类水果也不宜过多食用。只有在营养平衡的基础上，各种食物对健康的促进效果才能充分体现出来。不能因为本来爱吃橙子，因为追求营养更是每天都吃上几斤，那样容易患上"橘皮病"，使人皮肤发黄。空腹吃大量柑橘类水果还会对胃产生刺激作用。

最后需要注意的问题是，如果仅仅喝橙汁，橙子的保健效果就会大打折扣。因为在加工橙汁过程中，维生素C、黄酮类物质和类胡萝卜素损失很多，而果胶以外的其他膳食纤维几乎就全部损失了。

槟榔能治疗胃炎。

胃病，包括胃溃疡、十二指肠溃疡、慢性胃炎等，是常见的多发病。而且胃病又不易根治，令患者烦恼不堪。

胃病的常见症状有胃痛、返酸、恶心、呕吐、食欲不振等，严重的还会出现吐血、便血的症状。重度增生性、萎缩性胃炎，更是胃癌的主要原因之一

临床经验显示，用槟榔可以治疗胃病。

其方法是：每次取新鲜干槟榔 8 克，用水 150 毫升浸泡 1 小时，再用文火煎至 50～70 毫升，每日上午空腹口服，连用 15 天。

槟榔有行气消积的作用，是常用的驱虫药。近代研究表明，它有杀灭幽门螺杆菌的作用，这可能是它能治疗胃病的主要原因。2 周的疗程，及 8 克小量应用，是十分安全的。

丁香花可缓解呕吐

丁香花是木犀科丁香属落叶灌木，属于著名的庭园花木，花序硕大、开花繁茂，花色淡雅、芳香，习性强健，栽培简易，因而在园林中广泛栽培应用。丁香原产于我国东北北部至西南地区，现在仍有许多野生种，如小叶丁香、毛叶丁香、裂叶丁香、红丁香、辽东丁香等，均可移植栽培。丁香是雅俗共赏的观赏植物，开时芳菲满目，清香远溢。露植在庭院、园圃，用盆栽摆设在书室、厅堂，或者作为切花插瓶，都会令人感到风采秀丽，清艳宜人。

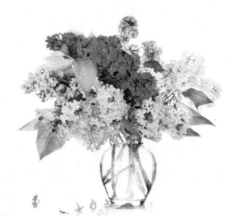

古代诗人多以丁香写愁。因为丁香花多成簇开放，好似结。称之为"丁结，百结花"。

丁香是哈尔滨市、呼和浩特市、西宁市、石嘴山市的市花。

药用丁香主治呃逆、呕吐、反胃、痢疾、心腹冷痛、疝气、癣症等。除了药用，丁香还主要用于肉类、糕点、腌制食品、炒货、蜜饯、饮料的

制作。

在食用方面，丁香因香气馥郁，味辛辣，常用于食品（特别是肉食及面包之类）调味，在欧洲和美国是圣诞食品特有的调味剂，在我国常作为烹制风味菜肴、卤菜及酱腌菜的辅料。

丁香品种很多，真正药用的丁香是桃金娘科植物（一般的观赏花木丁香为木犀科植物，要予以区别），以花蕾和果实入药。人们把未开放的花蕾称为公丁香或雄丁香，而把未成熟的果实称为母丁香或雌丁香，其用法与用量基本相同。通常使用的是公丁香。公丁香的花蕾开始呈白色，渐次变绿色，最后呈鲜红色时可采集。将采得的花蕾除去花梗晒干即成。以粒大花未开、香气强烈，且能沉于水中者为佳。

中医认为，丁香味辛、性温，具有温中降逆、补肾助阳的作用。它还是一味很好的温胃药，对由寒邪引起的胃痛、呕吐、呃逆、腹痛、泄泻以及妇女寒性痛经等，均有良好的疗效，它还可缓解腹部胀气，增强消化能力，减轻恶心呕吐，尤其是孕妇害喜症状。丁香含有丁香油，对于致病性真菌及葡萄球菌、痢疾和大肠杆菌等有抑制作用，也可作外用，对体癣及足癣都有很好的疗效。

在古代，丁香常作为香口之药。唐代宫廷诗人宋之问为了掩盖自己的口臭，经常口含丁香，希望取悦武则天的笑料就是一例。取丁香 1 ~ 2 粒含口中治疗口臭的方法现今仍可用之，且疗效甚佳，口臭者不妨一试。

丁香对消化系统也有很好的作用：

抗胃溃疡：可抑制大鼠实验性胃溃疡形成。丁香挥发油和丁香酚可使胃黏液分泌显著增加，而酸度不增加。丁香酚可能是抗溃疡的活性成分。

健胃：可缓解腹部胀气，增强消化能力，减轻恶心呕吐。

抑制肠兴奋：其水煎剂能抑制离体兔肠自发性收缩，并能对抗乙酰胆碱、组胺等对离体肠管的兴奋作用。

抗腹泻：其水提物和丁香酚能拮抗番泻叶或蓖麻油引起的大肠性腹泻与肠腔积液。

多吃苦菜祛胃火

现代医学认为，苦味食物中含有氨基酸、维生素、生物碱、甙类、微量元素等，具有抗菌消炎、解热去暑、提神醒脑、消除疲劳等多种医疗、保健功能。一是苦味食品能够防癌抗癌。科学研究发现，苦味食品中含有丰富的维生素 B_{17}，它具有强大的杀伤癌细胞的能力。二是苦味食品可促进胃酸的分泌，增加胃酸浓度，从而增加食欲。三是苦味食品醒脑提神。带苦味的食品中均有一定的可可碱和咖啡因，食用后醒脑，有舒适轻松的感觉，可使人们从夏日热烦的心理状态中松弛下来，从而恢复精力。

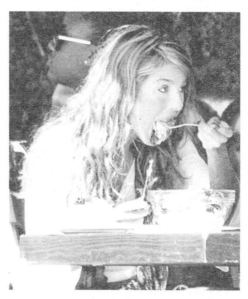

苦味食物还能够调节体内酸碱平衡。酸性食物包括谷类、米面、糖类、肉类、蛋类等，如果只食用这类食物，血液都会接近酸性。当人体血液酸性化时，人的手脚就会发凉、易感冒、伤口不易愈合，严重时可直接影响大脑和神经的功能。要预防"酸性体质"，就要适量进食一些属于碱性食物的水果和蔬菜，特别是那些苦味食物。这样可以预防体内酸性过高并中和酸性，达到机体的酸碱平衡。

胃火通常表现为胃部灼热疼痛、腹胀、口干口臭、大便稀烂、便秘、牙龈肿痛、胃口不好等。胃火还分虚实两种，虚火表现为轻微咳嗽、胃口不好、便秘、腹胀、舌红、少苔；实火表现为上腹不适、口干口苦、大便干硬。

胃火，即是胃热。对于嗜酒、嗜食辛辣、过食膏粱厚味等饮食不当引起的火气，中医称之为胃火，通常是由湿热、食滞两方面原因造成。同时，火气也因饮食的量、质和时间三大原因而引起。轻微胃火盛者，好像永远吃不饱，其实是胃热给大脑的错觉；到火盛至某一个阶段，胃部出现发炎现象，就会变成什么都吃不下，可以说是物极必反。中医认为，胃火调节应当遵循清热、清滞的原则，要饮食节制，太过热气的东西少吃，甜腻的食物少吃，饮食上应增加黄绿色蔬菜与时令水果，以补充维生素和无机盐的不足，并且适当注意口腔卫生。药疗方面，可用川莲、灯芯花、莲子芯、麦冬等泻火。

现代研究表明，萝卜有明显的抗菌作用。中医则认为，萝卜汁性味辛、甘、凉，归肺、胃经，有胃火者可以饮用萝卜汁进行调理治疗。但属脾胃虚寒型口疮者不宜服用。绿豆粥有清热解毒、消暑止渴、清心泻火的作用，能清心胃之火。莲子、芡实、淮山等皆为健脾开胃之物，西洋菜、生菜、油麦菜、西红柿、枇杷等都是利于消化的食物。胃火过热者，还可在隆冬季节通过吃西瓜来降胃火。

下面推荐几种常见的苦味食品，不妨根据自己的实际情况选择食用。

1. 苦瓜：又名癞瓜、凉瓜。它营养丰富，富含蛋白质、脂肪、糖、钙、钠、铁、胡萝卜素、硫胺素、核黄素、苦瓜甙等。未熟嫩瓜可作蔬菜食用，成熟后，瓤可生食，瓜可作汤，又可凉拌，还可清炒，也可与肉、鱼一起做菜，清脆爽口，别有风味，具有增强食欲、助长消化、除热邪、解劳乏、清心明目、益气壮阳等功效。科学家还意外地发现，苦瓜具有美容作用。苦瓜中含有丰富的维生素 C，据测定，每 100 克苦瓜含维生素 C84 毫克，含铁 6.6 毫克，还含有多种氨基酸、苦瓜甙、丰乳糖醛酸、果胶、矿物质和多种维生素。所以，常食苦瓜能有效增强皮层活力，使皮肤变得细嫩健美。

2. 蒲公英：这是一种菊科植物。蒲公英带根的全草，既可作蔬菜充饥（多用嫩叶，凉拌、烹煮即可），又可入药治病。多吃也不伤人，还可起到清热、解毒、缓泻、利胆、保肝、健胃、降血压、提神醒脑、抗菌抗癌的功效。据悉，目前日本已研制开发出蒲公英系列保健饮料和食品。

3. 苦菜：苦菜含有蛋白质、脂肪、胡萝卜素、维生素、甘露醇、生物碱等十几种营养物质，性味苦寒，有安心益气、清热解毒的功效。

4. 杏仁：含有苦杏仁甙，所以口感很苦，但食用它能够止咳定喘、润肠通便，适用于伤风感冒引起的咳嗽、痰多，效果良好。

5. 茶叶：茶叶味甘苦、性微寒，能缓解多种毒素。研究证明，茶叶中含有一种丰富的生物活性物质——茶多酚。茶多酚能将重金属离子沉淀或还原，并通过与蛋白质的结合抑制细菌和病毒，还对多种致癌物有相应的抑制作用。此外，茶多酚还能提高机体的抗氧化能力，降低血脂，增强红细胞弹性，防止血栓形成，缓解或延缓动脉粥样硬化和高血压，有保护心脑血管的正常功能。

6. 啤酒：啤酒是用大麦和啤酒花为主要原料，经酵母发酵而制成的。它含有丰富的氨基酸、蛋白质、糖、矿物质及其它有利于人体健康的成分，素有"液体面包"的美誉。其清爽可口的苦味，有帮助消化、滋补身体的功效。喝适量啤酒可起到健胃、清目、散热、解渴、降血压、止咳、利尿、镇静、消除疲劳、恢复精力等作用。

此外，常见的苦味食物还有菊花、百合、地胆草、荷叶等，这些苦味食物也都含有生物碱、苦味肽、配糖体、硝基化合物以及钙、磷、钾、铁、镁、锌等多种矿物元素，具有清热解暑、祛暑消炎、补水消肿、健脾益胃之功效。咖啡、巧克力、可可等带苦味的食品，夏季也不妨多选择食用。但需注意的是，苦味食品一次食用不宜过量，过苦容易引起恶心、呕吐、败胃等不适反应。

白萝卜治胃胀

白萝卜分生熟，熟食治胃胀痛。中医认为，生者味辛、甘，性凉；熟者味甘，性平，入肺、胃经。生吃可清热生津，凉血止血，化痰止咳；而煮熟偏于益脾和胃，消食下气。

脾胃虚寒者不要吃生萝卜，而可以煮熟吃，可以治脾胃失和、腹痛作胀、痢疾或腹泻、饮食不消、反胃呕吐。

胃部胀痛打嗝，喝白萝卜粥。胃病，可以分为多种，通常肝胃不和，表现为胃部胀痛，嗳气打嗝，进食后明显，遇情志不畅时加重。这时可进食白萝卜粥，缓解胃部胀痛等症状。

白萝卜粥

原料：白萝卜半个，大米 100 克。

做法：

1. 把白萝卜洗净捣烂，取汁；大米洗净。

2. 把大米和白萝卜汁一块加煮为稀粥。

3. 早晚温热服食。

特别提醒：胃病患者的秋季饮食应以温、软、淡、素、鲜为宜，做到定时定量，少食多餐，使胃中经常有食物和胃酸进行中和，从而防止侵蚀胃黏膜和溃疡面而加重病情。

第五篇　健康运动，送你好胃口

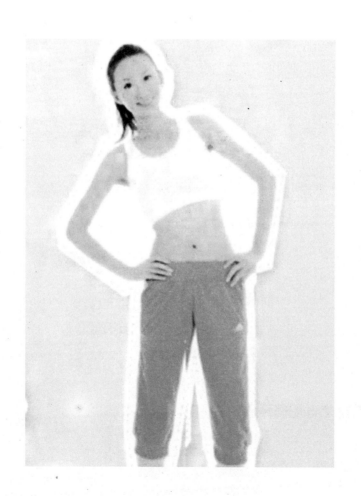

PART 1　动一动，做做健胃小运动

想要纠正脾胃虚弱，除了用药治疗、加强饮食保健以外，还有什么辅助治疗的方法吗？当然有，适当运动就是不错的选择。运动可以通过改善腹腔血液循环，帮助消化，缓解炎症进程，从而达到增强脾胃功能，促进其康复的效果。

可运动的种类如此多，什么样的运动比较适合健脾保胃呢？作为有效的辅助疗法，胃病患者可以参加的运动包括：气功、太极拳、步行、慢跑、骑自行车等。

胃病患者在刚开始锻炼时，运动强度不宜过大。比如，采用速度缓慢、全身放松的步行，时间为每次 20 ~ 30 分钟，运动脉搏控制在 110 次/分钟左右。可以选择在风景优美的环境步行 2 公里左右，有助于调节中枢神经系统，改善全身及胃肠功能，对消除腹胀、促进溃疡愈合有一定作用。

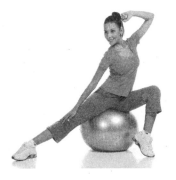

随着病情好转，可适当加大运动量。运动时，脉搏可以达到 130 ~ 140 次/分钟左右。每天最好坚持运动 20 ~ 40 分钟。

胃溃疡患者如何运动

溃疡患者运动疗法的适应证大致如下：

1. 全身一般情况尚可的消化性溃疡患者。

2. 溃疡并发出血、幽门梗阻的患者，经保守治疗后症状已缓解，处于恢复期。

3. 溃疡出现严重并发症，经手术治疗后身体一般情况恢复较好者。

以下类型的消化性溃疡患者应慎用或忌用运动疗法：

1. 溃疡患者有穿孔、出血或癌变可能时，不宜应用运动疗法。

2. 溃疡患者有明显幽门梗阻时，也不宜应用运动疗法。

3. 溃疡处于活动期的患者，要避免或减少腹部运动，以免增加出血或穿孔的可能。

4. 溃疡患者伴有严重器官功能衰竭时，不宜应用运动疗法。

溃疡患者康复保健可采取的运动疗法的具体方式有：

1. 散步

采用速度缓慢、全身放松的步行，时间每次 20～30 分钟，运动量宜小，特别适宜在风景优美的环境里步行 2 公里左右。可以调节中枢神经系统，改善全身及胃肠功能，对消除腹胀、嗳气等症状，促进溃疡愈合有一定作用。

2. 医疗步行

医疗步行是采用一种对距离和速度有一定要求的步行法。其运动量根据需要而定，并循序渐进地增加，以达到一定的锻炼效果。通常根据环境条件设计几条不同运动量的路线，酌情选用。例如：

第 1 条路线：来回各步行 400～800 米，每 3～4 分钟走 200 米，中间休息 3 分钟。

第 2 条路线：来回各步行 1000 米，用 15 分钟走 1000 米，中间休息 3～5 分钟。原速返回。

第 3 条路线：来回各步行 1000 米，其中有 5～15 度坡路 200 米，用 15～18 分钟走完 1000 米，休息 5 分钟，原速返回。

一般先选择第 1 条路线进行步行锻炼，每天 1～2 次，经两星期左右的时间待病人适应后，再进行第 2 条路线的步行锻炼，依此再过渡到第 3 条路线的步行锻炼，并长期坚持。

3. 慢跑

慢跑是一种全身放松的慢速度跑步，适于有一定锻炼基础的消化性溃疡患者。跑步时要求全身放松，先足跟着地，而后全脚掌着地。慢跑时间可从 5 分钟开始，逐渐延长到 15 分钟，甚至 30 分钟。

从医疗步行向慢跑的过渡可采用走跑交替的方式，例如走 30 秒或 1 分钟、然后慢跑 30 秒或 1 分钟。这样，可逐步适应慢跑锻炼。

4. 骑自行车

骑自行车是我国人民喜爱的运动方式。一般可选择来往车辆较少、环境优美、空气新鲜的公路或体育操场进行骑自行车锻炼，可每次骑车锻炼 30 分钟，每天 1~2 次。骑自行车锻炼时的车速以每小时 10 公里/小时左右为宜。

如有条件采用室内功率自行车锻炼，速度可采用每分钟 50~60 转，并通过调整阻力来掌握适当运动量。

5. 医疗体操

医疗体操是应用人体各种功能运动来防治疾病并促进康复的一种体操运动。这类运动锻炼的特点是可以灵活的把运动分解成各种基本动作，选择身体某一部分来进行功能锻炼，因此能因病而异地进行康复治疗。

医疗体操是运动疗法的基本形式之一，在我国各地的疗养院，都编有专门适于消化性溃疡患者锻炼的医疗体操。一般来说，可以采用广播体操代替进行运动锻炼，需要连续做 2~3 遍，约 10~15 分钟左右，达到一定的运动量。可每天锻炼 1 次。

进行医疗体操锻炼时要以全身活动为主，四肢与躯干轻松而有节奏的运动，同时配合深长腹式呼吸，以有利于改善胃肠功能。

增进消化功能的运动

合理的锻炼可以帮助我们改善消化功能，如果你有便秘，腹泻，腹胀，胃口差等症状，不妨做一些小运动。

人吃五谷杂粮，难免会遭遇肠胃不适。从运动生理学的角度来看，合理的锻炼对改善消化功能效果良好。日前，美国"十大排行榜网站"就为我们提供了一些对症下药的运动。

便秘：快步走。便秘是非常普遍的消化道问题，有规律地有氧锻炼是缓解便秘的"特效药"，如中等强度的快步走、骑车、游泳、慢跑等。有氧运动的过程，有助于刺激肠道肌肉的自然收缩，加速粪便的排泄等。

腹泻：盆底肌锻炼。这种锻炼也叫"凯格尔运动"，可增强骨盆底肌肉的力量，防止膀胱和肠道发生泄漏，有助于改善功能性腹泻、大便失禁等。排尿时做突然中止小便的动作，感觉用力的肌肉就是盆底肌，反复用力"收缩－放松－收缩"即可。

胃口差：深呼吸。身体坐直，利用腹部上方肌肉的力量进行缓慢的深呼吸练习。这个动作能促进胃部的血液循环，调理脾胃功能，有助于改善食欲，促进消化吸收，缓解因精神紧张等情绪因素引起的消化不良、胃疼等不适。

腹胀：仰卧起坐。仰卧起坐是简单高效的锻炼方式，它不仅能塑造坚硬结实的腹肌、燃烧腹部脂肪，还有助于提升消化功能，预防和缓解腹部胀气、胃部胀满、便秘等胃肠道动力不足的问题。

胃疼：抬高双脚。这种锻炼方法借助了瑜伽中的"船式"姿势，它能抬升横膈膜，减轻胃部和肝部所承受的压力，从而缓解胃部痉挛、上腹部疼痛等。做法如下：平躺在地垫或床上，双膝微弯。以臀部为支点，上半身和双脚同时抬离地面，让身体呈一个"V"字型。保持这个姿势不动，做5~7次深呼吸。

肝脏不适：身体侧弯。该方法同样源自瑜伽的"三角式"姿势，有助于增强腰背部力量，改善肝区供血，调理肝脏不适。具体做法：双脚分开站立在地面上，身体侧弯，右手向下伸，左手举向天花板，五指分开，目光盯住左手；然后换身体另一侧做同样的动作。

消化不良：向前抱腿。双脚合拢，站立在地面上，上半身尽量向前弯曲，双手向下伸放在小腿上或抱住小腿，保持10~15秒。这个动作可让内脏进行大幅度的"翻转"，相当于对消化器官进行一次"按摩"，可调理消化不良、反酸、嗳气等功能性症状。

慢性炎症：扭转双腿。身体平躺在地面上，两臂侧展，双腿和下半身左右扭转摆动，重复 20 次左右。这个锻炼动作有助于促使血液流向消化器官所分布的区域，对减轻胀气、疼痛和消化道慢性炎症等很有帮助。

需要提醒的是，上面的动作最好在空腹时练习，锻炼时保证体内有充足的水分。

治疗胃下垂的运动疗法

胃下垂大多是由于一些不良的生活习惯造成的，比如：暴饮暴食、减肥、吃刺激性的食物等，胃下垂给人带来的危害是非常大的，那么该怎么治疗胃下垂呢？专家指出，10 大锻炼方法可有效治疗胃下垂，下面，大家就一起来看看专家对该问题的讲解吧。

仰卧起坐：仰卧在床上，两手放在身体两侧，头向上抬，用腹肌的力量使身体坐起来，然后再躺下。如不用手扶床坐不起来，可用手稍加帮助，每天早晚各做 10～20 次。注意饭后 40 分钟内不宜进行此锻炼以免影响消化。

仰卧挺胸：仰卧在床上，以头和腿支撑身体，用力将胸腹部挺起来，一起一落，每天早晚各做 10～20 次。

仰卧抬头：仰卧在床上，两手扶住头的后脑勺，头尽量往上抬，停两秒钟后落下，每天早晚各做 10～20 次。

仰卧抬臀：仰卧在床上，两手放在身体两侧，两腿屈曲，两脚掌蹬在床上，臀部尽量向上抬，停两三秒钟后放下，每天早晚各做 5～10 次。

举腿运动：仰卧位，两腿并拢，直腿举起，悬在离床 20～30 厘米高处停止不动，控腿约 10 秒钟，然后还原做第二次，早晚各做 10～20 次。

摆腿运动：取仰卧位，两腿并拢，直腿举起，在离床 20～30 厘米处停止不动，再慢慢地向两侧来回摆动，每天早晚各做 10～20 次。

V 字形平衡操：取坐姿，双脚上举，膝与脚尖均伸直，双臂上举，使全身保持 V 字形，坚持 30 秒钟，每天早晚各做 5～10 次。

高抬腿原地走：站在地上，两条腿轮流高抬，膝关节屈曲，大腿和身体呈直角，抬后放下，像原地踏步一样，每日走 200 步。

腹壁运动：配合呼吸运动，使腹壁一张一缩前后运动，增强腹肌的力量，使其对胃有一定的支撑力。每顿饭前做一次，每次 30 ~ 50 下。

按摩腹部：站位、坐位、仰卧位均可，用右手手掌在腹部上下左右按摩，由轻到重，由慢到快，每日按摩两三分钟，以空腹时按摩效果最好。

患者可从上述的动作中选 2 ~ 3 项，每天坚持练习，即能收到较好效果。但要注意，采用运动疗法，不可急于求成，需从小运动量做起。每次饭后应注意适当休息，不宜多运动，以免增加胃的负担。

光脚走路健胃法这是和散步相似的一种健胃养胃方法，不同的是患者需光着脚，在一段铺有鹅卵石的小径上走路。这种方法能有效地按摩患者的足底，促进全身尤其是胃部的健康。

光脚走路健胃法

这是和散步相似的一种健胃养胃方法，不同的是患者需光着脚，在一段铺有鹅卵石的小径上走路。这种方法能有效地按摩患者的足底，促进全身尤其是胃部的健康。

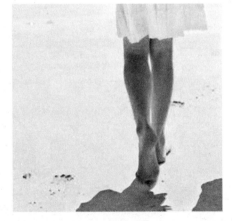

这是因为脚底有人的胃部对应反射区，对其进行按摩，能起到养胃健胃的作用。同时，脚底的涌泉穴是足少阴肾经的终点，对其进行按摩会对肾脏起到了良好的刺激。

另外，如果将这种运动和倒行健身结合起来，则会对胃部健康起到更大的促进作用。这是因为倒走时需腰身挺直或略后仰，腹肌绷紧，这样脊椎、腰背肌、腹肌都承受了比平时更大的重力和运动力，使脊椎、背肌和腹肌受到锻炼，可调节气血，促进胃肠蠕动和胃液分泌。

活动脚趾也能健胃

医学研究发现，胃经会在脚趾的第二趾和第三趾之间通过，而对脾胃有辅助治疗作用的内庭穴也在这一部位。因此，人在站立时若脚趾抓地很牢固，则说明此人肠胃功能很强。可见，对于胃功能较弱的人来说，经常锻炼脚趾也能养胃健胃。

锻炼脚趾的方法很简单，既可以站立，也可以坐着活动脚趾。站立时会使脚部的经络受到一定的压力，在此基础上，练习脚趾的抓地和放松对经脉会有松紧交替的刺激作用，从而增强肠胃功能。在坐着办公、看书的时候，也能有意识的锻炼脚趾。只要持之以恒，对胃病患者的肠胃功能恢复就会有较好的辅助治疗作用。

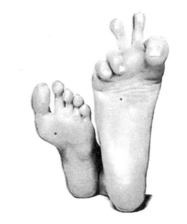

另外，人的小腿上分布着很多消化系统的穴位，因此，经常按摩小腿对消化器官也会有很明显的效果，起到健脾养胃的作用。需要注意的是，在活动脚趾时力度不宜过大，以能够承受、且活动时感觉舒服为宜；儿童还处于成长发育之中，其穴位也和成人略有不同，故不宜选择此种方法来健脾养胃。

转腰揉腹养胃法

扭腰锻炼不仅有健胃的功能而且对便秘、腰部痛、失眠也有很好的疗效。具体做法如下：

1. 站立，双脚分开与肩同宽，放松上身。
2. 两手握拳，左臂侧平伸，右拳放在左胸处，腰向后转到最大限度，同时甩右拳，头和眼随着拳转动，眼注视拳的前方，双足不可移动。

3. 然后甩左拳，方法同上，左右交替。左右共转腰 60 次，逐渐达到 300 次。

注意：高血压、头晕者要慢转，防止跌倒。

腹部按摩的养生原理是调整人体阴阳气血、改善脏腑功能。双手交替按摩腹部能治食物积滞于胃，滞化不行，胃脘胀痛，气滞不顺，血瘀欠畅，胃肠积满等症状。具体做法如下：

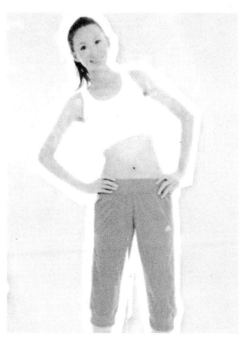

1. 用左手掌自上而下（从胃口到直肠底端）先轻后重推摩 36 下。

2. 换右手掌推摩 36 下，然后用左手掌推摩全腹 36 下，最后用右手掌推摩全腹 36 下，直推到腹内无积块。

注意：每晚平卧在床上进行，按摩时不可过饱或过饥。

托腹能对五脏六腑起到调理作用，是防治胃肠疾病和习惯性便秘的好方法，其具体做法如下：

1. 全身放松，两手叠在一起，手心在上，身下沉；两手托住小腹不动，两腿膝盖上下颤动，200～300 次，颤动的速度不快不慢，眼微闭，意守丹田。

提醒：以上几种养胃的运动只是能达到一种辅助功效，最重要的是在日常生活中要有良好的生活习惯。

体侧运动养胃法

直立。左脚向侧一步成开立，同时两臂侧举。重心移至左腿，右腿后屈，同时右臂上举，左手触右脚跟，眼看左手。身体向右侧屈，同时左臂

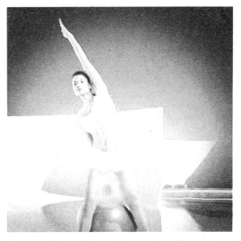

上举，右臂屈肘于体后。还原成直立。左脚向侧一步成开立，左手叉腰，右臂上举，同时身体向左侧屈一次。还原成直立。身体向左侧屈。上体还原成直立，同时左臂伸至上举，右臂下拉至肩侧屈。还原成直立。

左脚向侧一步成开立，同时两臂屈肘经腰推至左肩前举，右臂上举。上体左转90°，同时左臂侧屈，手背贴于后腰，右臂胸前平屈，指触左肩。上体右转180°，同时两臂经水平向右摆动至左手胸前平屈，右臂侧举，目视右手，还原成站立姿式。

左脚向前一步，同时两臂胸前屈。右腿并左腿，同时前臂向内绕至前举。屈腿，同时上体右转90°，左臂前举，右臂胸前平屈后振，目视右手，还原成站立姿式。左脚向侧一步成开立，同时上体左转90°，两臂经侧至侧上举，还原成站立姿式。

饭后乞丐蹲可治胃病

乞丐蹲可以帮助治疗胃病，如果能长期坚持甚至有养生长寿之神奇功用。如果吃得过饱，这可是个最好的帮助快速消化的方式。

第一步：饭后，找一堵墙，最好找一个舒适的软垫（不可太软）。第二步：站在墙前，屈膝下蹲，背要直，贴靠墙壁或靠在软垫上。1. 女士：两脚并拢，屈膝下蹲。2. 男士：两脚微微分开（不可两脚并拢），屈膝下蹲，这样不会夹紧裆部，可以放松裆部，男女之别务必注意这个细节。第三步：双手结孔子手印，自然放在膝盖上，放松身心。第四步：头要中正，头顶百会与会阴穴成一条直线，屁股离地，紧匝小腿肚上。

注意事项：每次蹲约十五分钟或更长，眼神内敛，收摄心神，专心下蹲，不可胡思乱想，更勿边蹲边与人交谈或玩手机，蹲的过程中如有打

嗝、放屁等肠胃蠕动的现象正是乞
丐蹲的最好功效，浊气下降自然打
屁，千万不可忍屁不放。蹲的过程
中有脚麻现象乃属正常，日久功深
自然不会，且增加脚力，疏通经
脉。饭后蹲 15 分钟，再配合缓慢
经行，甚合养生之道。此法至简，
但功效卓著，贵在坚持，必有
奇功。

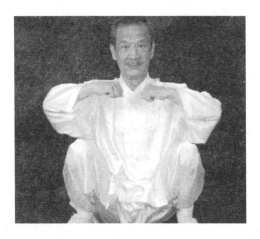

多做鼓腮运动有助胃消化

消化吸收差似乎是老年人存在的一个普遍问题。对此，专家建议，老年人不妨常做鼓腮动作，可以帮助改善消化功能。因为，这一动作能帮助分泌大量唾液，唾液中含有大量唾液淀粉酶，可将吃进的淀粉转化为更小的分子，间接提高消化能力。唾液中还含有丰富的表皮生长因子——一种能刺激加速表皮细胞生长的蛋白质，有助于食管上皮及胃黏膜的修复。

鼓腮具体方法：先闭住口唇向外吹气，直至腮部鼓起，反复进行，然后上下齿轻轻相叩，最后用舌尖轻舔上颚，用舌头摩擦口腔内侧的牙龈，舌头在舌根的带动下在口腔内前后蠕动。

鼓腮时，最好同时用双手五指轻轻按摩腮部，或用两手空心掌同时由上而下轻击颊部，不仅能增强此动作的效果，还有助老人预防腮部肌肉萎缩。

叩击穴位步行法

叩击穴位步行法，是一种步行与叩击穴位同时进行的健身运动。由于源自我国民间，因此较为简便易行，更是一种老少皆宜的练习方法，尤其对中老年人来说，可以结合散步或快慢走，或在室内原地踏步练习此功，有益无损，坚持经常，可以收到醒脑、减轻疲劳、锻炼平衡机能和轻健腿脚的功效。

叩击穴位步行法，就是边走边叩击腿上的承山、足三里、三阴交、血海穴位。这四个穴位都属保健长寿穴位，练习者可根据自己的身体情况，叩击某一个穴位，走一步叩击一下，连续做三五分钟，直至八分钟，循序渐进。在步行中进行，只要找准穴位，叩击的轻重和次数可自行掌握。熟练后，四个穴位也可轮换叩击。具体方法是：

击"承山"法：承山穴在小腿后面，足掌平伸，其腓肠肌出现人字纹的陷凹中即此穴。此穴主治腿肚转筋、痔疮、腹疼、大便结燥、大便下血、腰背疼、食欲不振等症。在步行时左脚着地落实站稳的瞬间，用右脚的脚脖由后面向前击打左腿的承山穴，右脚着地落实站稳时，左腿重复有腿先前动作用脚脖叩击右腿的承山穴，如此轮换叩击行进。

击"足三里"法：足三里穴在膝眼下三寸，胫骨前缘一横指（中指）处，如将手掌按在膝盖上，手指抚于膝下胫骨时，离胫骨外一横指，中指尖处即是。此穴主治头昏、目眩、感冒、脾胃不和等，是全身强壮要穴。叩击方法是在左腿着地站稳的瞬间，用右脚的足跟由前面绕过叩击左腿的足三里穴，同法，用左脚的足跟叩击右腿的足三里穴，轮换叩击前行。

击"三阴交"法：三阴交穴位于内踝上三寸、胫骨后沿处。主治脾胃虚弱、胸腹胀满、妇女月经不调、湿热带下、生殖器疾患、夜眠不安等症。方法是以足内侧击之。

击"血海"法：血海穴在膝盖骨内缘上二寸处。主治月经不调、腰膝痛等。方法是高抬膝，用同侧手掌击之。左右腿交换，边行边叩击，注意尽可能做到用高抬膝去迎击手掌。

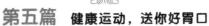

PART 2　健胃保健操

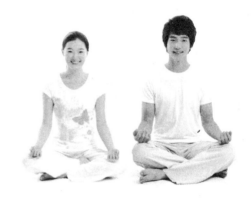

对于胃病患者来说，平时采取针对性的练习一些健胃保健操，能增强体质以及腹部肌肉的力量，增强胃和韧带的张力，可以起到良好的保健作用。

办公族练习松肩操改善脾胃滞气

办公室一族双肩容易紧张而不能放松，以致影响颈椎和后背，好像背着重物。从外表看来，这类人双肩习惯性上耸，即所谓的"架肩"，长此下去脾胃之气容易积滞，进而面色苍白、四肢瘦弱，或是虚胖、体力不佳，不妨尝试以下动作。

预备式：坐在椅子上或放松站立均可，两手交叉抱胸。

摇肩：左右转圈摇摆，肘尖的轨迹呈"∞"字形，大约100次。

转肩：两手自然下垂，手指自然伸直，肩膀用力由后向前转圈（后 - 上 - 前 - 下 - 后）；之后由前向后转圈，各100次。动作缓慢柔和，手臂放松；垂直下坠，好像挂在肩膀上的钟摆一样，丝毫不着力。

开肩：本动作是在走路过程中完成的，走路时双手随步伐前后摆动，像军人的"齐步走"。手摆动的水平、高度在肚脐和胸之间，大约在中脘、上脘的位置。步伐不要太快，要像散步一样放松，手臂像钟摆一样摆动，手指自然伸直，全身放松。

以上前三个动作可连续做，每次大约半小时，最后一个动作可在上下班走路时做，每次最好持续半小时。

简单易行的健胃甩手操

现代医学证明，气温高于32度会明显影响人体下丘脑的情绪调节中枢，会表现出疲惫，精神不振，烦躁易怒，焦虑失眠，食欲不振等现象，稍有外力刺激就会发起无名火。此时如伴随有头晕头痛等情况，则问题会更加严重。常练甩手操可改善上述症状，强健脾胃。

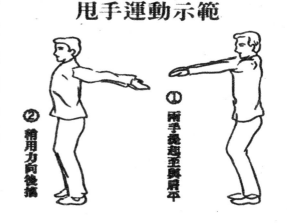

甩手操

步骤：两脚分开，与肩同宽，左右肩膀自然放松，双臂自然下垂，手心向后，手腕自然抖动，带动手臂活动

运动量：初期甩手可由100次始，持续约2分钟，慢慢增加次数，以自己感到舒适的次数为宜，你一定要自己暗数数次，因为数数，就心无杂念了。

注意事项：饭后一小时，随时随地可做甩手操，站立或者行进中均可

如果你在练习的时候，打饱呃，连连放屁，这就足以证明你的肉体内脏随同运动，气血已在流通，才会打嗝和放屁。

练习甩手操要牢记十六个「宜」字，一面做，一面要观想。

十六「宜」字诀如下：

上宜「虚」，「虚」字乃空虚之意，可想上体完金空虚。

下宜「实」，「实」字乃厚重之意，可想上轻下重。

头宜「悬」，「悬」者挂也，想似有绳悬起顶上之发。

口宜「随」，「随」者随即将嘴巴微微合起。

胸宜「絮」，「絮」，是棉花，想胸部如棉花一样轻松无力。

背宜「拔」，「拔」者，像有东西在上而用力将你的背脊拔了起来。

腰宜「轴」，「轴」，是车轮的轴心，想象你的腰脊骨左旋右转。

臂宜「摇」，手臂似扒船的轻轻在摇。

肘宜「沉」，肘即手踝，在甩手之际，用意沉下往后甩出。

腕宜「重」，在甩手时，腕部应该用力之后翻并且将掌突筋露，使胸部挺张。

手宜「划」，划者划船也，手向后作划船状，也是使内脏不断牵动。

腹宜「实」，如果肚子像铁石之实，则自有上轻下重之感。

跨宜「松」，双足稍为闸马，跨部自然轻松。

肛宜「提」，像忍大便一样，将肛门上提。

跟宜「石」，将臀部稍为下沉，腰伸直，自然脚跟稳如盘石。

趾宜「抓」，用意念想一双足掌似有勾勾着地面，不由自主便达到「上虚下实」了。

此外，甩手操以空腹为宜，如饭后一小时亦可，这样就不会波及肠胃。头放平正，眼向前望。提肛门能加上「意守」肛门，那是最好的，所谓「意守」是气功的术语，义即用意守着肛门，不使下坠，那是帮助着加强中气的功能。

胃肠养生手指操

听说专门锻炼手指的手指操吗？不仅能锻炼到手指，对身体、大脑和胃肠都有好处，不妨试试吧！简单实用的方法，很合适老年人和上班族练习。

手指操根据中国传统经络原理，经过长期实践提炼而成，简单易学，无需器材，不受时间地点的限制。十二节操先后顺序也不必拘泥，也可因人制宜，任意挑选，持之以恒者，必收成效。

手指操的具体做法：

伸：以五指关节尽量伸展为要点。紧握拳，再伸展五指，共4×8次。

数：以拇指与食指形成环形为数"1"，然后拇指顺着中指、无名指、小指用力来回数。十指为经络之"十宣"，能疏通全身经络之功效，共4×8次。

弹：以拇指紧扣四指空握拳，然后将四指突然弹出。弹指要有爆发力，可提高指关节的劲度和力度。

顶：双手张开，十指相对，用指尖部相互用力对顶，一紧一松为一次。

夹：双手伸展，十指指缝紧紧交叉。十指指缝系"八邪"穴，经常练习可防治关节炎、手指发麻、咽喉痛、牙痛等，共4×8次。

拗：双手十指交叉，手掌反向外，尽力向前伸展双臂，形成拗势，达到伸展手臂和锻炼指关节的目的。一拗为一次，共4×8次。

转：双手十指相交抱拳，作顺时或逆时针转动手腕。掌根部乃人体经络之总汇。

拉：先用右手紧捏左手每一只手指，然后向后用力拉动，再用左手拉右手手指，共4×8次。

揉：先用右手掌大鱼际揉腕部，再用左手揉右手腕部。此乃太渊、神门、大陵之要穴，又是生殖区之反射点，且上近内关，共4×8次。

抖：双手自然下垂于身体两侧，十指松开转动手臂，使十指自然抖动，共4×8次。

搓：双手互相搓揉，既搓手心，也要搓揉手臂，搓得掌心发热，共4×8次。

拍：双手在身前、身后轮流拍掌。拍手能震动手掌的全部穴位，还能使人振奋。前后相拍，还可提高人的协调性和灵敏性。

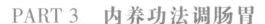

PART 3　内养功法调肠胃

一些心理和环境因素也会引起胃部不适。内养功锻炼对于慢性胃病以及心理性的胃部不适有一定的疗效。

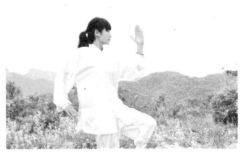

内养功通过调息、意守等方法，调整呼吸，从而使大脑皮层发挥对机体内部的调节作用，加强肠胃消化功能。练功中以自然舒适为度，每天练 1～2 次，每次 30 分钟左右，以后逐步延长时间。经过长期锻炼，则能做到意气相和。练习太极拳、八段锦、五禽戏时，都必须气沉丹田，这样才会有明显效果。

健脾养胃功

脾为后天之本，主运化，帮助肠胃消化水谷，吸取精华，输送到心肺到全身，上供心血的再生，而不致外溢，使肌肉丰满，四肢健壮，唇色红润。脾主运化、主升，胃主受纳、主降，一纳一化，一升一降，相辅守成食物营养的运化过程。体虚久病者，特别要注意健脾益气，以补"后天"。

取站立式。两脚与肩同宽，肩井对准脚心，同涌泉穴成垂直线。意念想两手合谷穴，向左转腰，右手合谷对着左章门，左手合谷对着左京门。对正后再转正，稍停，然后向右转，左手合谷对着右章门，右手合谷对着右京门。这样反复做，没有次数规定，转到中间稍停，缓冲一下，使命门火发热，可以延年强身。人的脾胃很重要，脾脏是带脉，人的脾胃一倒，身体就弱，刚干点活就感觉累，总想躺着，越躺越软，体质越差，天天坚持做这个转腰功，健脾养胃，能吃能睡，命门火常常发热，身体就会健壮有力。

要领：练功时穴道一定要对正，以意导气。合谷穴的穴性是调气和血，章门穴的穴性是理气舒肝，和胃定痛。穴道准确对正，就起作用。转腰不要限定次数，根据每人体质强弱可多可少，只是身上微微见汗就可以，不要练到出大汗，这点要注意。

固本护胃功

固本护胃功（一）

胃病患者两脚分开站立，与肩同宽。两臂微屈，手指自然分开，缓慢上提至前平举，掌心向下，吸气；两腿徐徐弯屈，身体挺直向下蹲，同时两臂下按，沉肩垂肘，呼气；两臂继续下按，两腿逐渐伸直，再还原成最初的姿势。手腿动作要连贯，配合，手臂上提时以肩、上臂发力，带动前臂和手。

然后，两臂前平屈于胸前，掌心向下，手指相对。两臂用力向后拉开，两肘向下屈于体侧，同时两掌变拳；拳心向下，挺胸，头向左转，眼视左拳，吸气。还原成预备姿势，呼气。重复上述动作，但方向相反转头、挺胸、握拳同时进行；两手可上下重叠，以增加活动幅度。

立正后，患者双手手指交叉于上腹部，掌心向上。双臂上举至脸前翻掌上托，掌心向上，吸气。双臂经体侧下落成预备姿势，呼气。上托时手臂伸直，不要挺腹。

固本护胃功（二）

胃病患者立正，两臂于上腹部屈肘，掌心向上，指尖相对。左手翻掌上托，掌心向上，手指向内，同时右手翻掌下按，掌心向下，手指前，吸气。还原成最初姿势，呼气。重复上述动作，但左右手的动作相反。上托下按时手臂伸直，以掌根用力，下肢放松，呼吸配合动作。

然后，两脚开立，身体前屈，屈膝，同时右手扶左膝，左臂随身体左转而举至侧后上方，回头，目视左手背。重复上述动作，但方向相反。扶膝转体时重心不要前后移动，以身体转动带动手臂，向后上方上举。

胃病患者站立好后，双手叉腰，四指朝下或向后。双眼目视前方，骨盆沿顺时针方向旋转 1 周。再沿逆时针方向旋转 1 周。上身可随腰的转动而向反方向微动，骨盆旋：转幅度应尽量大。

上述动作做完后，患者两手握拳于腰部，拳心向上。身体左转 45°，两拳变掌向前伸，两手前平举，掌心向上，同时两腿成弓步，呼气。两手内旋，手心向外，两臂向两侧分开后再收回至腰部，掌心向上，同时重心随之后移到右腿屈膝，左腿伸直，脚跟着地，吸气。重复上述动作，但方向相反。两臂向两侧分开时做较大的弧形划动，身体须始终保持正直，不可前俯后仰。

养胃八段锦

古人把这套动作比喻为"锦"，意为五颜六色，美而华贵。其动作舒展优美，"祛病健身，效果极好"。八段锦分为八段，每段一个动作，故名为"八段锦"。练习无需器械，无需场地，简单易学，节省时间，健身效果显著，适合于男女老少。

调理脾胃须单举

1. 双脚左右自然分开，与肩同宽。

2. 两手徐徐上举至胸前，掌心向上。

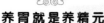

3. 左手翻掌从左侧上举，五指并拢，左臂用力挺直，掌心向上，指尖向右。同时右手掌心向下用力下按，指尖向前。两膝微屈。

4. 两手回到胸前，两膝伸直。

5. 左手掌心下按，指尖向前，同时右手翻掌从右侧上举，五指并拢，右臂用力挺直，掌心向上，指尖向左。

如此两臂轮换做 7 次。

五劳七伤往后瞧

1. 自然站立，两臂自然下垂，挺胸。

2. 两手按在脐部，拇指与食指指尖相对。

3. 两手掌托在后腰部。

4. 两膝微屈。

5. 两肩稍向后引，身体徐徐左转，至极限处，双目同时后望，略作停顿，调息。

6. 身体回正。

7. 两膝伸直。

8. 调息片刻，两膝再微屈。躯体徐徐右转，要领同 5。

如此反复做 7 次。

摇头摆尾去心火

1. 两脚左右分开站立，比肩略宽，双臂自然下垂。

2. 上身前倾，两膝弯曲呈半蹲姿势，两手扶膝。

3. 上身向左前方转动，前俯深屈，头随之下垂。

4. 保持头部下垂，向右侧做圆形摆动，同时臀部向左侧摆动。

5. 头及上身抬起。

6. 回到 2 的姿势。

两膝伸直，回到 1 姿势。

然后依前式，方向由右至左。

如此反复，左右各做 7 次。

两手攀脚固肾腰

1. 双足并立两手按在脐部，拇指与食指指尖相对。

2. 两脚分开与肩同宽，两手掌托在后腰部。

3. 两手向上举，然后上体前屈，膝保持挺直，两臂下伸，两手触摸足趾或足踝，稍停片刻，调息。

4. 如果可能，两手掌触地。

5. 上身徐徐抬起，两臂亦随之抬起，成 1 姿势。

如此反复做 7 次。

攒拳怒目增气力

1. 两脚左右分开比肩稍宽。

2. 两手握拳，拳心向上，平端在腰间，两膝微屈。

3. 左拳用力缓缓向前击出，臂随之伸直，小臂内旋，使拳心转向下。同时右拳紧握，右肘向后挺，双目睁大向前怒视。

4. 左手五指伸直，转动腕部至掌心向上，再握拳。

5. 左拳收回腰间，动作成 2 式。

依前式再击右拳，如此反复，左右各做 7 次。

背后七颠百病消

1. 两手自然下垂，两脚并拢。

2. 两手按在脐部，拇指与食指指尖相对。

3. 两手下按，掌心向下。两肩微微上耸，两足跟同时提起，离地 3 ～ 5 厘米，再迅速放下。

4. 腿微屈，重心微微下降，然后再提起，形成上下颠的动作，

如此反复做 7 次。足跟提起时吸气，下落时呼气。

八段锦动作特点及作用：柔和缓慢圆活连贯。

柔和是指习练时动作不僵不拘，轻松自如，舒展大方。

缓慢是指习练时身体重心平稳，虚实分明，轻飘徐缓。

圆活是指动作路线带有弧形，符合人体各关节自然弯曲的状态。

连贯则要求动作的虚实变化和姿势的转换衔接无停顿、断续之处，既像行云流水连绵不断，又如春蚕吐丝相连无间，使人神清气爽，体态安详，从而达到疏通经络、畅通气血和强身健体的效果。

松紧结合动静相兼

松是指习练时肌肉、关节以及中枢神经系统、内脏器官的放松。在意识的主动支配下，逐步达到呼吸柔和、心静体松，同时松而不懈，保持正确的姿态，并将这种放松程度不断加深。

紧是指习练中适当用力，且缓慢进行，主要体现在前一动作的结束与下一动作的开始之前。松紧配合得适度，有助于平衡阴阳、疏通经络、滑利关节、活血化瘀、强筋壮骨、增强体质。

动就是在意念的引导下，动作轻灵活泼、节节贯穿、舒适自然。

静是指在动作的节分处做到沉稳，特别是在前面所讲 8 个动作的缓慢用力之处，在外观上看略有停顿之感，但内劲没有停，肌肉继续用力，使相应的部位受到一定强度的刺激，有助于提高锻炼效果。

神与形合气寓其中

每个动作以及动作之间充满了对称与和谐，体现出内实精神、外示安逸，虚实相生、刚柔相济，要求练功者做到意随形生，形随意转，意气相随，形神合一。

常练太极拳可调养脾胃

太极拳特别适合现代上班族，尤其是那些平时饮食不规律、工作压力大的朋友。因为太极拳不仅可以很好地改善你的脾胃功能，还能放松你的心灵。

很多人可能都看过李连杰主演的《太极张三丰》，李连杰把中国传统武术太极拳演绎得堪称完美，拳拳到位。每一个动作圆柔连贯，每一式都是绵绵不断，可谓是刚中有柔，柔中带刚。

现代社会，太极拳不仅仅是一个武术项目，更是一项非常好的健身运动。不论是男女老少，还是体弱多病者，都可以练习太极拳。可以练是一回事儿，练不练又是另一回事儿，对于现如今的年轻人来说，他们并不喜欢这个看似"慢悠悠"的运动，实在可惜。

其实，作为一项健身运动，太极拳特别适合现代上班族，尤其是那些平时饮食不规律、工作压力大的朋友。因为太极拳不仅可以很好地改善你的脾胃功能，还能放松你的心灵。

常练传统五禽戏可调理胃脏

五禽戏名列国家级非物质文化遗产，据有关专家介绍，五禽戏作为健身方法在民间流传的时间非常久远。在夏季，常练五禽戏对保健养生也具有特别好的效果。

五禽戏分别是虎戏、鹿戏、熊戏、猿戏和鸟戏。传统的华佗五禽戏共有 54 个动作。夏季天气炎热，不少人都喜欢窝在空调房中贪凉，但是室内外温差较高，容易使很多人出现滞食、消化不良、食欲不振等症状，这时不妨练练五禽戏，有健脾胃、助消化、消食滞、活关节等功效。

虎戏：自然站式，俯身，两手按地，用力使身躯前耸并配合吸气，当前耸至极后稍停；然后，身躯后缩并呼气；如此 3 次。继而两手先左后右间前挪移，同时两脚向后退移，以极力拉伸腰身；按着抬头面朝天，再低头向前平视。最后如虎行走般以四肢前爬 7 步，后退 7 步。

鹿戏：按上四肢着地势。吸气，头颈向左转，双目向左侧后视，当左转至极后稍停；呼气，头颈回转，当转至面朝地时再吸气，并继续向右转，一如前法。如此左转 3 次，右转 2 次，最后回复如起势。然后，抬左腿向后挺伸，稍停后放下左腿，抬右腿向后挺伸。如此左腿后伸 3 次，右腿 2 次。

熊戏：仰卧式，两腿屈膝拱起，两脚离床席，两手抱膝下，头颈用力向上，使肩背离开床席；略停，先以左肩侧滚于床面，当左肩一触及床席立即复头颈用力向上，肩离床席；略停后再以右肩侧滚落，复起。如此左右交替各 7 次。然后起身，两脚着床度成蹲式，两手分按同侧脚旁；接着如熊行走般，抬左脚和右手掌离床度；当左脚、右手掌回落后即抬起右脚和左手掌。如此左右交替，身躯亦随之左右摆动，片刻而止。

猿戏：择一牢固横竿（如单杠，门框，树叉等），略高于自身，站立手指可触及高度，如猿攀物般以双手抓握横竿，使两肢悬空，作引体向上 7 次。接着先以左脚背勾住横竿，放下两手，头身随之向下倒悬；略停后换右脚如法勾竿倒悬。如此左右交替各 7 次。

鸟戏：自然站式。吸气时跷起左腿，两臂侧平举，扬起眉毛，鼓足气力，如鸟展翅欲飞状；呼气时，左腿回落地面，两臂回落腿侧。接着，跷右腿如法操作。如此左右交替各 7 次。然后坐下。屈右腿，两手抱膝下，拉腿膝近胸；稍停后两手换抱左膝下如法操作。如此左右交替亦 7 次。最后，两臂如鸟翅般伸缩各 7 次。

五禽戏，是通过模仿虎，鹿，熊，猿，鸟（鹤）五种动物的动作，以保健强身的一种气功功法。中国古代医家华佗在前人的基础上创造的，故又称华佗五禽戏。五禽戏能治病养生，强壮身体。练习时，可以单练一禽之戏，也可选练一两个动作。单练一两个动作时，应增加锻炼的次数。

五禽戏是一种外动内静动中求静、动静具备、有刚有柔、刚柔相济、内外兼练的仿生功法，与中国的太极拳、日本的柔道相似。锻炼时要注意全身放松，意守丹田，呼吸均匀，做到外形和神气都要像五禽，达到外动内静，动中求静，有刚有柔，刚柔并济，内外兼备的效果。

第六篇
推拿按摩除病痛，最不花钱的养胃妙招

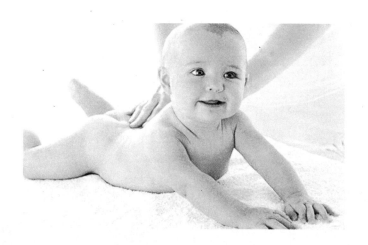

PART 1　推拿按摩养胃法

繁忙的工作让许多人的生活节奏被打乱，不规律的饮食、紧张的情绪、日益增加的压力让许多人的产生诸如胃痛、胃酸等肠胃问题，这些就

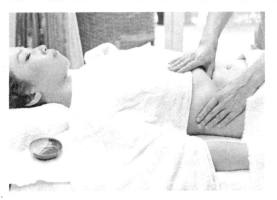

是你的胃在向你发出警告了。中医告诉我们，一些简单的按摩方法可以进行脾胃保健，缓解身体的压力，促进肠胃健康。按摩是非常常见的，也是老幼皆宜的。如果胃部不适，不妨按摩一下你的肠胃。

腹式呼吸给胃最好的按摩

我们平时的呼吸方法都属于胸式呼吸法，这种呼吸法并不能大量地吸入新鲜的空气。若使用腹式呼吸，可以凭借吸入的气体鼓起腹部，腹肌的收缩和放松就是一种良好的按摩，可促进胃腹运

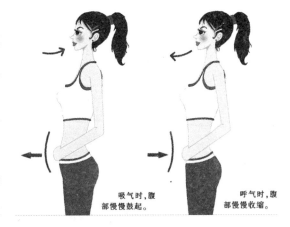

吸气时，腹部慢慢鼓起。

呼气时，腹部慢慢收缩。

动，改变消化机能。且腹式呼吸法扩大了血液含氧量，让肌体变被动为主动地排出人体废物。

腹式呼吸按摩的方法：

平躺在床上进行，吸气时要尽量深吸气，用力让腹部、肺部充满气，但不能停止，还要尽力吸气，当腹部无法再吸入空气时屏息 3 ~ 5 秒左右的时间，再将腹部和肺部的气缓缓吐出，吐气过程不能少于 8 秒钟。

小儿腹泻的推拿疗法

腹泻亦名"消化不良"，以大便次数增多，便下稀薄，或如水样为特征，是 2 岁以下婴幼儿常见的一种消化道疾病，四季皆可发生，而尤以冬秋两季为多，如不及时治疗，迁延日久可影响小儿的营养吸收、生长和发育。重症患儿还可产生脱水、酸中毒等一系列严重症状。

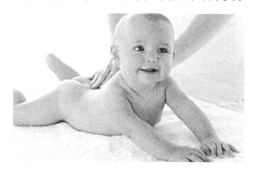

小儿脾胃虚弱，无论内伤乳食，感受外邪或脾肾虚寒等，均可引起腹泻。临床有寒湿泻、湿热泻、伤食泻和脾虚泻之分。

寒湿泻便稀多沫，色淡不臭，口淡不渴；湿热泻腹痛即泻，急迫暴注，色黄而臭，身热口渴；伤食泻泻前哭闹，泻后痛减，便多酸臭，口臭纳呆；脾虚泻久泻不愈，反复发作，食后即泻，甚则完谷不化，四肢逆冷，脉微欲绝。

腹泻的治疗原则为止泻，按摩施以不同手法，或温中散寒，或清热利湿，或消食导滞，或健脾温阳，达到恢复脏腑生理功能，治愈各种腹泻的目的。

寒湿泻：1. 取坐位，用两拇指指腹端自眉心向眉梢分推 50 次，自下而上推天门穴 50 次；再用拇指桡侧缘补脾经、补大肠经、推三关各 100

次，用拇指指腹端揉外劳宫 50 次。2. 取仰卧位，用掌或四指摩腹部 3 分钟；再用中指指腹端按揉脐部 2 分钟；最后用拇指指腹端按揉两下肢足三里穴各 1 分钟。3. 取俯卧位，用拇指指腹端推上七节 50 次；再用指擦法横擦背部脾俞、大肠俞、小肠俞穴各 1 分钟；最后用中指指腹端揉龟尾 3 分钟。

湿热泻：①取坐位，用拇指桡侧端自前向后直推太阳穴 50 次，清大肠、清小肠各 100 次，清脾土 150 次；再用食指、中指指腹面清天河水 100 次，退六腑 100 次；最后用中指指腹端揉小天心、一窝风各 50 次。②取仰卧位，用拇指、食指捏天枢、神阙穴各 1 分钟，以周围皮肤透红为度；再用掌心揉中脘穴 1 分钟。③取俯卧位，用中指指腹端揉龟尾 3 分钟。

伤食泻：①取坐位，用拇指桡侧端清大肠 100 次，推四横纹 100 次；再用食指、中指两指指腹面清天河水 100 次。②取仰卧位，用指摩法摩腹 2 分钟；再用拇指指腹端按揉中脘、天枢、合谷穴各 2 分钟。③取仰卧位，用双手拇指沿肋弓角边缘或中脘至脐向两旁分推 100 次；再用拇指、食指、中指拿肚角 100 次；最后用掌根揉脐 100 次。

脾虚泻：①取坐位，用拇指桡侧端补脾经 100 次，补大肠 100 次，推三关 100 次；再用中指指腹端揉板门 100 次。②取仰卧位，用拇指、食指捏天枢、神阙穴各 1 分钟，以周围皮肤透红为度；再用拇指指腹端按揉两下肢足三里穴各 2 分钟。③取俯卧位，用拇指指腹端推上七节 50 次，再揉脾俞、胃俞、龟尾穴各 2 分钟；最后用拇指、食指捏脊 5 遍。

中医教你正确梳头可养胃

头发和皮肤一样，是人体健康的一面镜子。现代科学研究认为，人的头发大约有 10 ~ 15 万根，在头发的根部末梢有膨大的小球，称毛球。毛球积聚着毛母细胞，头发的产生、生长及颜色，就是由毛母细胞的活跃分裂和它分泌的色素颗粒决定的。色素颗粒越多，头发就黑；反之，头发颜色就发灰，甚至变白。一般而言，头发变灰、变白的过程，就是机体气血由盛转衰的过程。

中医学认为，肾主骨生髓，通于脑，"其华在发"。肝藏血，"发为血之余"。因"头为诸阳之会"，主宰一切精神情志活动，故又有"发为脑之华"之说。中医认为，头发与胃、肾、肝、心、脾、脑等组织器官有着十分密切的关系。头发的乌黑、润泽、柔韧，均标志着气血充足，肾气充盛、大脑健旺、神气充足。所以，我国历代养生家都把梳头护发健脑养胃的养生方法，看作是健康长寿的重要措施之一。

古代养生家主张"发宜多梳"。医书《诸病源候论》说："千过梳头，头不白。"养生保健书《清异录》说："服饵导引之余，有二事乃养生大要：梳头、洗脚是也。"养生书《摄生消息论》指出："夏三月，每日梳头一二百下，自然祛风明目矣。"宋代文学家苏东坡说："梳头百余梳，散头卧，熟寝至明。"由此可见，历代养生家均格外重视梳头的养生保健作用。实践证明，梳头有疏通气血、健脾养胃、散风明目、荣发固发、促进睡眠等作用。可见，梳头不仅是修饰头发、美化容颜的小事，还是关系到防病的大事。

正确的梳头方法：

由前向后，再由后向前；由左向右，再由右向左。如此循环往复，梳头数十次或数百次后。再把头发整理、梳至平滑光整为止。所用头梳宜取用桃木等木质或用牛角等天然材料制成，梳齿宜圆滑。梳头时间一般取早晚各5分钟，其余闲暇时间亦可，切忌在饱食后梳理，以免影响脾胃的消化。

梳头时可结合手指按摩，即取十指自然分开，用指腹或指端从前额前发际后后发际做环状揉动，然后再由两侧向头顶按摩，用力要均匀一致，如此反复数十次，以头皮有微热感为度。

按摩耳穴缓解呕吐

按压耳穴能有效预防和治疗呕吐，当你恶心不舒服时，及时按压耳穴：胃。这个穴位位于耳轮脚消失的地方，在胃痉挛的时候，这个穴位会有明显的压痛。需要注意的是，耳穴一般都是一个区域而不是一个点，在这个区域内用探针或指尖仔细寻找，会发现某一个点的压痛比较剧烈，这就是我们要找的穴点。

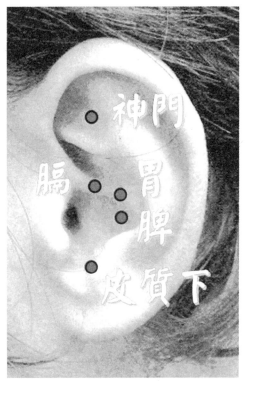

耳穴的按压手法：

对"胃"进行刺激的时候，用手指的指尖垂直按压于穴位上，力量由小到大，以晕车的人能忍受为度。一侧穴位持续按压 3～5 分钟，休息 2 分钟后再次按压或换另一侧耳朵上的穴位。按压的时候注意不要用指甲掐，以免皮肤破损，压住以后也不要揉搓。

按压胃反射区之后，首先耳朵局部会有很明显的疼痛，并且只有产生明显的疼痛之后才能见效。然后在持续按压一两次之后，胃中会有泛酸水的感觉或会打几个酸酸的嗝，这时呕吐的感觉会明显减轻或消失，标志着胃痉挛已经解除。

此外，按摩手掌上的穴位也可缓解消除恶心，想吐。

消化不良所引起的恶心、想吐，在刺激大肠经的起点"商阳"和"大肠"之后，即可消除。

在此所介绍的是一般性消化器官异常所有效的穴道，也就是暴饮暴食所引起的"急性胃炎"、"急性肠炎"等，以及与之伴随而来的恶心、想吐。

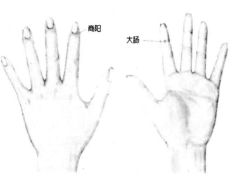

如果分不清恶心的原因，是暴饮暴食，或者是食物中毒时，有个简单的分辨方法，就是咀嚼生的大豆，若是毫无感觉的咀嚼，就是食物中毒；若觉得有腥臭味，不由得吐出，就是单纯的暴饮暴食。

对于暴饮暴食所引起的恶心、想吐，最有效的穴道，是位于食指指甲边的"商阳"。

商阳位于食指指甲外侧，靠拇指侧的末端。此处的末端，并不是指皮肤和指甲相接的地方，而是在指甲靠拇指那一侧的末端，朝食指第一关节，画一条直线；又在指甲下端，朝拇指方向画一条横线，这两条直线相交叉的位置，就是商阳的位置。另一个穴道，则是在手掌侧，食指第一关节横纹（横向的皱纹）的中央，也就是"大肠"。此穴位，对于恶心是相当有效的穴道。

对于商阳和大肠的刺激，要以指压法配合金牌一条根双珠百草药膏来做。先在穴位上涂上药膏，指压的方法是，重而缓慢。就是1、2压，3离开，如此1、2、3，1、2、3……重复地指压左右两手的商阳、大肠，直到恶心感解除为止。

由于夏季天气的原因，很多人都食欲不振，这主要是因为脾胃的消化吸收功能受到影响。所以此时的人们容易消瘦。中医讲脾胃是人的"后天之本"，脾胃具备了整个消化吸收功能，是人体的能量源头。如果脾胃不好，那么人体所需的营养跟不上，从而影响身体的健康，所以我们就需要通过按摩来缓解。

拍击第一长寿穴足三里健脾养胃

拍击足三里（人身第一长寿穴），胜吃老母鸡。足三里穴位于膝关节髌骨下，髌骨韧带外侧凹陷中，即外膝眼直下四横指，然后再往外一横拇指的地方。

操作方法：

1. 每天用大拇指、中指或小按摩锤按揉足三里穴 5 ~ 10 分钟，每次按揉尽量要使足三里穴有一种酸胀、发热的感觉。

2. 用艾条来进行艾灸保健。每星期艾灸足三里穴 1 ~ 2 次，每次灸 15 ~ 20 分钟，艾灸时应让艾条离皮肤大概 2 厘米或者两指那么高就行，灸到局部的皮肤发红，并

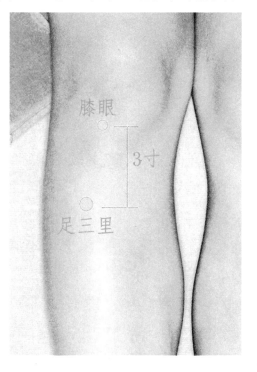

缓慢地沿足三里穴上下移动，感觉到疼就移开一些，不要烧伤皮肤。

功效：改善胃肠功能，感觉吃饭香了，饭后也不觉得肚子胀肚子疼了，不便秘，脸色有光泽，精神焕发，精力充沛。

按揉足三里穴能预防和减轻很多消化系统的常见病，如胃十二指肠球部溃疡、急性胃炎、胃下垂，解除急性胃痛，对于呕吐、呃逆、嗳气、肠炎、痢疾、便秘、肝炎、胆囊炎、胆结石、肾结石绞痛以及糖尿病、高血压等有缓解效果。

PART 2 简便易行缓解胃痛小方法

生活一好起来，许多人就开始暴饮暴食，贪凉饮冷；生活一忙碌起来，许多人就饥饱无时，恼怒抑郁；季节一有变化，许多人穿衣着装就乱了套，深秋还穿着盛夏的衣服，如此这般，患有慢性胃病的人自不待言了，就是一般人，稍不注意也容易胃痛，又称胃脘痛。

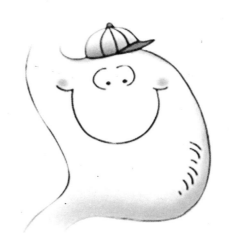

摩脐也可治胃痛

很多人的消化功能都不是很好，而按摩对于消化不良、腹胀、腹痛、胸闷不畅及胃肠道功能紊乱等疾患，具有良好的治疗作用。

助消化的五步穴位按摩：

1. 用双手拇指贴于胸前，其余四指贴于两腋下，相对用力提拿胸部肌肉，提拿一下，放松一下，同时由内向外移动，重复3遍。

2. 用双手拇指从人体体前正中线，两乳头连线之中点的膻中穴向两侧乳中穴分推，并沿肋间继续向外平推至胸侧，然后向下移一个肋间隙，再从胸中线开始至肋间向外分推至胸侧，循序而下。

3. 从腹中线向两侧分推，由上腹部向下腹部依次分推，反复3遍。

4. 用双手拿捏腹部。从一侧腹部向对侧进行，上下腹各拿捏 1 遍。拿捏时，用双手拿起一块腹部肌肉（皮肤、皮下组织及肌肉），轻轻提起稍停片刻，松开前移，再拿捏起一块肌肉，放松再做，重复 3 遍。

5. 用手掌按摩腹部，先从腹中央开始，顺时针环转摩腹，并由内逐渐向外环转，做 30～50 次。再以逆时针方向由外向内环转 30～50 次。

胃痛胃胀是很多胃病患者朋友常见的一大烦恼，特别是在秋季，胃病就更加"猖狂"，任何时候都有可能会发生胃痛的风险，胃痛是让你防不胜防，如果没有携带胃药那么该如何缓解胃痛的烦恼呢？摩脐也可缓解胃疼，下面就一起来看看如何摩脐缓解胃疼，止痛消胀。

摩脐也可治胃痛。两手交叉，男右手在上，左手在下；女左手在上，右手在下。以肚脐为中心揉按腹部画太极图，顺时针 36 圈，逆时针 36 圈。此法可止痛消胀，增进食欲。

揉内关也可缓解胃痛。内关穴位于手腕正中，距离腕横纹约三横指（三个手指并拢的宽度）处，在两筋之间取穴。用拇指揉按，定位转圈 36 次，两手交替进行，疼痛发作时可增至 200 次。

快速指压解胃痛

"中脘"是治疗胃肠病不可缺少的穴位，它位于胸骨下端和肚脐连线中央。指压时仰卧，放松肌肉，一面缓缓吐气一面用指头使劲地压，6 秒钟时将手离开，重复 10 次，就能使胃感到舒适。中脘指压法如果在胃痛时采用的话，效果更佳，它与过酸性和减酸性无关。

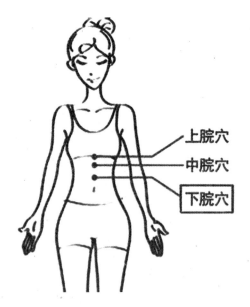

上脘穴
中脘穴
下脘穴

过酸性的话，指压"阳陵泉"。它位于膝盖呈直角时外侧腓骨小头之下，刺激时一面吐气一面压6秒钟，如此重复10次，会使制酸作用活泼，不会打酸嗝。

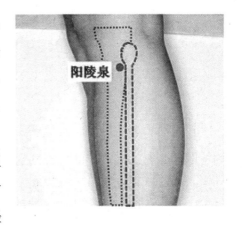

减酸性的话，只要指压"足三里"。足三里穴位于膝盖边际下三寸（相当于四个手指并拢的宽度），在胫骨和腓骨之间。以两手拇指端部点按足三里穴，平时36次，痛时可揉200次左右，手法可略重。能促进胃酸分泌，使胃感到舒服。

如果弄错过酸性和减酸性，会产生反效果，因此必须多加注意。

每天捏一捏小腿肚可治胃痛

从中医角度看来，小腿肚内侧系足太阴脾经、足厥阴肝和足少阴肾经循行之处，故按捏这一部位，对上述经络所在的穴位均有一定刺激作用；对膝以下的远端穴位除此有局部治疗作用外，尚可治疗经络所系之脏器的病痛。足太阴脾经与脾胃相联，故而捏按此处可能治疗胃之疾患。因此，向大家介绍一种简便易行的自我按摩疗法——每天捏一捏小腿肚。

部位：小腿肚内侧1/3处的肌肉部分（腓肠肌内侧缘）。

方法：用手捏住上述部分肌肉，拇指与四指相对，稍用力按捏，以自觉有较强的酸痛为度。自上而下按捏，再自下而上按捏。一般以各15~30次为宜。根据疼痛情况，酌情加减，每日可进行1~3次。

注意在按捏过程中，应有揉的动作——酸痛感强，止痛效果好，不可因怕有酸痛感而不用力。此法对急性发作的胃痛效果较好。慢性胃病发作时，运用此法也同样有效。

需要说明的是：这种方法适用于一般胃病，至于胃溃疡病穿孔或急性胰腺炎等急性剧烈的腹部疼痛，应立即去医院诊治。

按摩胸背缓解生气胃痛

在生活中、职场中，难免遇到各种各样的挫折，也难免遇到这样那样的不顺心，有这样那样的志不同道不合的人使你生气。你有过生气胃疼的经历吗？生气胃疼了怎么办？久久健康网专家介绍，生气胃疼可按摩胸背部。生气时胃疼的你，不妨试试按摩胸背。

按摩胸背部可缓解生气胃痛，这是因为，虽然是胃疼，但病根是肝，情绪郁怒，紧张焦虑，造成肝气郁结，肝木克脾，脾胃受损。此时，主要是疏肝理气，使经络畅通，胃自然就不疼了。

按摩胸背部可以采用点穴、推擦两种方法，和武侠小说中的点穴不同，胸背点穴不需要很深的"功力"，劲不用太大，用手指点按膻中（两乳头连线中点）、天突（胸骨上窝正中凹陷处）、背部的膈俞（第7胸椎棘突下，正中旁开 1.5 寸）、脾俞（第 11 胸椎棘突下，正中旁开 1.5 寸）、胃俞（第 12 胸椎棘突下，正中旁开 1.5 寸），每穴按压 1 分钟，以有酸胀感时为度。

推擦背部可以像搓澡一样。俯卧，用手掌根部沿脊柱两侧由上向下推擦，左右各推 36 次，以自觉皮肤透热为度。

特别提醒，生气伤肝，不必为了别人的错误以生气的形式来惩罚自己，伤身又伤心。

按压梁丘缓解胃痉挛疼痛

胃痉挛是胃部肌肉抽搐，或从心窝到侧腹、肚脐上方附近突然疼痛的症状，有时会持续几分钟，有时会持续几小时，主要表现为上腹痛、呕吐、昏厥。引起胃痉挛的原因很多，常见的有胃溃疡、胃炎、胆汁返流，饮食因素，受寒等，按压梁丘可缓解胃痉挛疼痛。

取穴：伸展膝盖用力时，筋肉突出处的凹陷；或从膝盖骨右端，约三个手指左右的上方处。

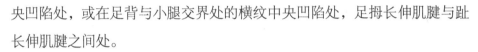

梁丘

方法：用拇指指端用力按压腿部的梁丘3分钟。

功效：理气和胃、通经活络。

此外，点按解溪也可缓解胃痉挛疼痛。

取穴：位于小腿与足背交界处的横纹中央凹陷处，或在足背与小腿交界处的横纹中央凹陷处，足拇长伸肌腱与趾长伸肌腱之间处。

方法：用手指指腹端，点按腿部的解溪约3分钟。

功效：通络止痛、疏肝理气。

大吃大喝惹胃痛试试这些按摩法

胃脘痛，即胃溃疡、十二指肠溃疡、慢性胃炎等症的统称，痛时嗳气、反酸、恶心、呕吐。胃脘痛有三个类型：

肝气型

肝气引起的胃脘痛，古代有一个法子，擦两胁，有疏肝理气的作用。患者可以自己擦，擦5分钟就可以了。肝气郁结有轻重之分，轻的表现为口苦，按脚趾太冲穴，就是足大拇指和第二脚趾中间的穴位一压就去肝火；重者就吐酸水，是胃酸分泌多了。按期门、日月两个穴，胃酸会分泌下降；再重者，化火了，是伤络了，表现为胃出血，大便成黑色，治疗这种病人不要先从肚子上按，应先从四肢较远处来治疗，等病症缓解了，再从肚子上轻轻按摩。注意长期胃溃疡的患者，突然发病要立即去医院，小心胃穿孔。

伤食型

亲朋相聚，大吃大喝很容易引起胃痛，即伤食型胃痛，就是吃多了，胃就消化不动了，当胃内食物过多时，胃酸会被迫进入食道。胃内食物愈多，被挤入食道的胃酸愈多。胃痛的原因可能许多，但对那些偶尔患胃痛的人，多半是因为吃太多且吃太快。对于大吃大喝引起的胃痛可用手法按摩，就是让胃蠕动起来，促进食物消化。按摩肚子上几个主穴，如中脘、气海、天枢，就会有很好的效果。

方法如下：患者平躺在床上，腹部放松。第一步，两手拇指分别置于两肋下，其他四指放于两侧腹部，以适当的力量向中间挤压100次；尔后，将右手掌放于上腹部（中脘穴），再压上左手，按顺时针方向按摩100次。每日睡前和起床前各按摩1次。按摩完毕后，便可听到肠鸣音，产生矢气（放屁）下行并排出，即达到了治疗效果。疗程以胃脘痛消失为标准。

此种按摩方法可增强血液与淋巴液的循环，疏通气血淤滞，促进胃肠蠕动，对消除胃脘痛有良好的作用。

痉挛型

痉挛型胃痛，就是西医称的胃痉挛，每到吃饭时，胃就痉挛了，必须到医院打一针。这是饮食不规律造成的，打针只能暂时缓解。按摩治疗与打针不同，你可以找到背部有明显的压疼处，找到1~5个部位，在最疼的一处，用拇指按下去，摇一摇，就能治疗。

艾灸治疗胃痛

胃脘痛灸治当以中脘、足三里为主穴，肝气犯胃的加期门穴，脾胃虚寒的加胃俞穴，奇穴辅助。灸疗期间忌食生冷辛辣之物。

足三里穴

犊鼻穴下3寸，距胫骨前缘一横指处。

主治：胃痛、腹痛、腹胀、消化不良。

灸法：艾条灸 5 ~ 15 分钟，艾罐灸 20 ~ 30 分钟。

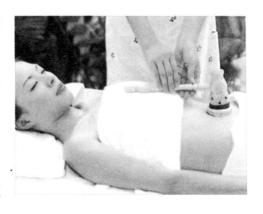

中脘穴

腹部正中线，脐上 4 寸处。

主治：胃痛、反胃吞酸、呕吐、消化不良。

灸法：艾条灸 5 ~ 15 分钟，艾罐灸 20 ~ 30 分钟。

特效反射

在手掌第四掌骨和钩骨的交界处。

主治：胃下垂、胃炎、胃痉挛、十二指肠溃疡。

灸法：艾条灸 10 ~ 15 分钟。

PART 3　中医治疗胃病小验方

胃病，是社会的常见多发病。专家指出，其实很多患者对胃病都抱有忍忍就过的态度，这样是对自身的健康是很不负责。对于胃病一定要有认真谨慎的态度来治疗和预防。俗话说："小验方治大病"，中医治疗胃痛小偏方可有效减轻胃病给身体带来的痛楚。

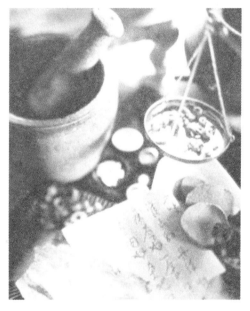

艾叶鸡蛋治胃痛

用艾叶 150 克洗净切碎，鸡蛋 3 个打在碗里拌匀，接着把艾叶放进碗里和蛋液一起搅拌均匀，然后在铁锅里放油，待油烧热后将艾叶蛋液放入炒至半熟，加入干净水 200 毫升，煮沸 5 分钟即成。舀出后待其稍凉，渣水共服。服用 30 分钟后疼痛减轻大半，隔 4 小时再按上方加工，再服 1 次，胃痛痊愈。

蜂蜜治胃溃疡

最先将 500 克蜂蜜倒入碗中，用锅将 125 ~ 150 克花生油烧开，以泡消散为止，然后将油倒进盛有蜂蜜的碗中，饭前 20~30 分钟服用一匙，早晚各服用一次。病重者可添加一次。此方对胃炎和胃溃疡、十二指肠不舒服溃疡都有效。

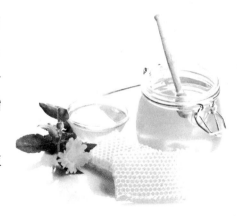

注意：不能喝酒，忌食辛辣食品。

胡椒红糖水缓解胃胀胃痛

取胡椒适量（按年龄计算，1岁2粒，如20岁就取40粒），将其压成瓣状后，加红糖、水各适量，置于搪瓷锅中煮开2次，去渣取汁，待温度适宜时喝掉（药到胃中即感舒服），约 15~20 分钟会放屁。此法可解胃痛胀气。

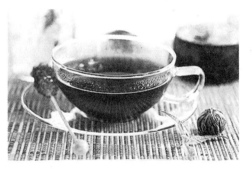

胃痛又称胃脘痛，以上腹部近心窝处疼痛为主症，常伴有嗳气、呕吐等症状。因胃脘部位接近"心窝"，所以历代中医文献中所谓的"心痛"、"心下痞痛"，多指胃痛而言。

胃痛是临床常见症状，常见病因为寒邪犯胃、饮食伤胃、肝气犯胃和脾胃虚弱等，导致胃气郁滞、失于和降而引起疼痛。多见于急性胃炎、胃及十二指肠溃疡、胃神经官能症、胃下垂、胰腺炎、胆囊炎、胆石症、胃癌等疾患。

胡椒具有温中、下气、化痰、解毒的作用；红糖具有益气养血、健脾暖胃、驱风散寒、活血化淤的作用。二者配合使用，可用于治疗寒邪犯胃、寒凝气滞、升降不利、胃气不和所致的疼痛、胀气。

仙人掌治胃痛

中医讲，仙人掌去掉刺后，捏成团状风干或晒干，入药后有清热解毒，散瘀消肿，健胃止痛之功效。

1. 仙人掌根 30 ~ 60 克，配猪肚炖服。
2. 仙人掌晒干，研为末，每服 3 克，开水送服。

香菜治胃脘冷痛

芫荽，俗称香菜。它既是一种调味蔬菜，也是一味中药。芫荽性味辛、温，有发表透疹、祛风健胃之功效。《本草纲目》云："芫荽辛温香窜，内通心脾，外达四肢，有驱风解毒、促进血液循环等作用。"我国民间常用香菜（包括香菜籽）治疗多种常见病，其效显著。

取香菜 50 克，生姜、红糖各 10 克，加水共煎汤。每日服 2 次，每日 1 剂。

此外香菜还可以治流行性感冒：香菜 50 克，切碎，黄豆 15 克放锅内，加水 800 毫升煎煮约 10 余分钟。每次服 200 ~ 300 毫升，每日服 2 次。对流感有防治作用。

注意：香菜性辛温香，阴虚病人、皮肤瘙痒者忌食。

乳鸽治胃病

方法一：

用料：乳鸽（即出生一个月内的鸽子）1 只，吉林红参（吉林产的红色人参）10 ~ 30 克（可与家人同时食用），生姜 1 ~ 2 片，冰糖 1 小粒。

做法：1. 吉林红参切片（有的药材店可帮切片的，若自己切需在炉火上稍烤一下就变软了，很好切）洗净侍用。

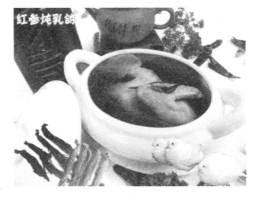

2. 先将拔干净毛的乳鸽砍开二半，内脏洗净，一起放炖盅里，盅内放 250 ~ 300 毫升清水，（1 人量，如 2 ~ 3 人就照比例加水），加姜片及冰糖 1 小粒，盖好盅盖放进放好水的锅里，猛火炖 1 小时（从水开时算），然后把鸽子捞起来，把骨头去掉，作用是避免骨头吸了参味。

3. 把鸽子肉和红参片一起放进炖盅里，盖好盖再炖 1 小时，适量加点盐便可食用，把参片和肉都吃了，因肉已吸了红参的成份。

疗程：每周一次，大概 5 ~ 6 次应有效果。

方法二：

如怕麻烦，也可用煲汤，但不是用红参，而是用黄芪 20 克煲汤，但疗效没那么好，时间要长一点，也是每周一次，盛夏时可用此方法。

用料：乳鸽（即出生一个月内的鸽子）1 只，瘦猪肉 300 ~ 500 克，黄芪（也叫北芪）20 ~ 30 克（可与家人同时食用），生姜 1 ~ 2 片，冰糖 1 小粒（或蜜枣 2 ~ 3 颗）。

做法：把上述材料洗净，全放汤煲内，加清水 2500 毫升，武火烧开后用文火煲 2 小时，汤好后加适量食盐便可食用，肉可当菜下饭。

此外，三七粉 3 克，猪瘦肉 2 两。置一小碗中，加一点水，蒸熟后吃肉喝汤。隔天一次，轻者 3 ~ 5 次，重者 10 余次痊愈。

以上各方对治疗一切胃酸过多，胃下垂，胃神经痛，胃分泌少，消化不良，闷胀不适，胃疼痛不止等一切胃肠病有特效。

花生米治风寒胃疼

有些人受冷风刺激后经常会引起胃疼，可吃些炒熟、煮熟，甚至生的花生米，用不到 100 克，胃疼即可见轻消失。

二锅头治胃寒

二锅头白酒 50 克，倒在茶盅里，打入一个鸡蛋，然后将酒点燃，酒烧干了鸡蛋也煮熟了，早晨空腹吃，轻者吃一至两次可愈，重者三至五次可愈。注意鸡蛋不可加入任何调料。

此外，烤熟大枣泡水也可治胃寒。用火将大枣烤熟，最好烤脆，每天早、中、晚三顿饭后，用一杯开水泡三四个，泡到水变红色，大枣不太甜了喝下去。

炒枣泡水治老胃病

将大枣洗干净放炒勺里灼至外皮微黑，以不焦糊为准，一次可多炒些备用。把炒好的大枣掰开，放进杯子里用开水冲泡，一次放三至四个即可，可适量加糖，待水的颜色变黄后服用。

青木瓜汁可去胃病根

青木瓜汁是公认的治胃疼良药。将长到拳头大小的青木瓜洗干净，然后割下切开，取出子，放进榨汁机，用细布过滤其渣，一碗可分 3 次喝，味道虽然不好，但可以使胃病去根。

中药泡脚治胃炎

胃炎是胃黏膜炎症的统称。这是一种常见病，可分为急性和慢性两类。急性胃炎常见的为单纯性和糜烂性两种。

胃炎是胃黏膜炎症的统称。这是一种常见病，可分为急性和慢性两类。急性胃炎常见的为单纯性和糜烂性两种。前者表现为上腹不适、疼痛、厌食和恶心、呕吐；后者以上消化道出血为主要表现，有呕血和黑粪。

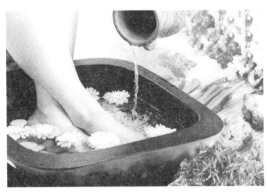

慢性胃炎通常又可分为浅表性胃炎、萎缩性胃炎和肥厚性胃炎。慢性胃炎病程迁延，大多无明显症状和体征，一般仅见饭后饱胀、泛酸、嗳气、无规律性腹痛等消化不良症状。确诊主要依赖胃镜检查和胃黏膜活组织检查。

本病常见于成人，许多病因可刺激你的胃，如饮食不当，病毒和细菌感染、药物刺激等均可能引发本病。治疗胃炎最好的方法是自我保健，只要能坚持治疗，按时服药，尤其注意养成生活规律、饮食有节的良好习惯，做好调护，不仅可以减轻病痛，还有可能使本病完全治愈。

泡脚疗法作为一种简便易行的治疗方法，对于胃炎患者来说，是一种很适用的治疗措施。各种胃炎患者可以根据自己的病情，在结合全身用药的基础之上，采取各种泡脚疗法，使全身治疗与局部治疗相结合。胃炎患者不妨试一试。

方法一

药物： 生姜30克，木瓜500克，米醋500毫升，芍药50克。

方法：加水少许，煎煮至沸腾，待温热后，泡洗双脚 30 分钟，每日 1 次。

方法二

药物：党参 40 克，白术 20 克，苍术 30 克。

方法：上述药物加水 1000 毫升，煎煮至沸腾，待温热后，泡洗双脚 30 分钟，每日 1 次，10 天为一疗程。

附录：胃病用药小常识

脾胃不和如何选用中成药

节日亲朋好友聚会，工作多有商务宴请，酒肉过度，因脾胃不适而就诊的人也日渐增多。

积食选用保和丸

脾胃患病一般表现为胃痛、总有饱胀感、食欲减退，甚至出现呃逆、烧心等症状，老百姓多称之为"脾胃不和"。

节日之后的脾胃不适多为食滞胃脘证，发病前患者常有暴饮暴食或饮食不洁史，表现为饮食停滞、打嗝出酸腐之气等消化不良的症状，治疗可用消食导滞的法则，用（加味）保和丸、枳实导滞丸、木香槟榔丸、槟榔四消丸等中成药较为合适。其中保和丸侧重于消食化热；加味保和丸侧重于平素脾虚湿阻合并食滞；枳实导滞丸则侧重食滞兼有湿热中阻。

腹胀选用香砂和胃丸

现代人工作压力大，饮食不节。季节交替之际，脾胃病更易多发。对大多数脾胃不和的患者来说，脾胃虚弱、消化不良引起的食欲不振、腹部胀痛、大便不调等可用香砂和胃丸来调治。该方以香砂六君子汤为基础，加理气、消食、祛湿中药组合而成，功效健脾开胃，行气化滞，适用范围较广。但是，同时伴有口臭、恶心、大便秘结、舌红苔黄等明显实热证患者及有口干、舌红少津、大便干等阴虚患者不适用该药。

如果患者胃部不适、经揉按或保暖后减轻、乏力、手足不温，可选用温胃舒，顾名思义，其有温胃暖中作用，适于胃脘寒凉，饮食生冷、受寒更痛。虚寒胃痛冲剂、胃气止痛丸、附子理中丸也属此类药品。但如查看舌象发现有舌红、苔黄或腻等湿热症状及急性胃痛就不适用。

萎缩性胃炎选用摩罗丹

胃痛伴胃酸增多和口渴爱喝冷饮、大便干、小便黄等热象的胃热症状，治疗可泻火清胃，可使用牛黄清胃丸、黄连上清片、一清胶囊、新清宁片等。但此类药不可多用或长期应用，大量使用易伤脾胃阳气，使人体虚。如服用后未见明显好转，应去医院专科诊治。

病史较长、上腹部隐痛灼痛、口燥咽干、饮水不解渴、手足心热、消瘦乏力，舌红少苔等胃阴不足型脾胃病，适用养胃舒治疗，此类药还有阴虚胃痛颗粒等。

如见胃胀作痛、恶心、口中黏腻、口苦、口干、口臭、大便不爽等症，都属于湿热所致，可选用肠胃康。若同时还出现腹泻，可服用葛根芩连微丸。

萎缩性胃炎患者适用摩罗丹，它药物组成较多，只要对证，其他胃病同样可以服用。主要起和胃降逆，健脾消胀，通络止痛作用，凡有阴虚、湿阻、气滞、血瘀均可使用，但有气虚无力、面色无华、手足不温等表现的阳虚患者不宜服用。

中国人脾胃多不和，家中可常备些中成药。

哪些中成药可治胃溃疡

溃疡病是一种常见的慢性全身性疾病，分为胃溃疡和十二指肠溃疡，又叫做消化性溃疡。

之所以称之为消化性溃疡，是因为既往认为胃溃疡和十二指肠溃疡是由于胃酸和胃蛋白酶对黏膜自身消化所形成的，事实上胃酸和胃蛋白酶只

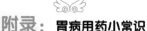

是溃疡形成的主要原因之一，还有其他原因可以形成溃疡病。由于胃溃疡和十二指肠溃疡的病因和临床症状有许多相似之处，医生有时难以区分是胃溃疡还是十二指肠溃疡，因此往往诊断为消化性溃疡，或胃、十二指肠溃疡。如果能明确溃疡在胃或十二指肠，那就可直接诊断为胃溃疡或十二指肠溃疡。

中医一般把溃疡分为五种证型：肝胃不和型、脾胃虚寒型、肝胃郁热型、瘀血阻络型、脾胃阴虚型。

肝胃不和型：

1. 十香止痛丸：成人每次服 1 丸，一日 2 次，温开水送服。7 岁以上儿童服成人量的 1/2，3~7 岁服成人量的 1/3。

2. 柴胡疏肝丸：每次 1 丸，一日 2 次，温开水送服。

3. 胃得安胶囊：每次 4 粒，一日 3 次，温开水送服。

脾胃虚寒型：

1. 良附丸：每次 3.6 克，一日 2 次，温开水送服。7 岁以上儿童服 1/2 成人量，3~7 岁儿童服 1/3 成人量。

2. 胃气痛片；每次 5 片，一日 2 次，早晚或痛时温开水送服。

3. 黄芪建中丸：每次 1 丸，一日 2 次，温开水送服。

4. 小建中合剂：每次 20~30 毫升，一日 3 次，口服。

5. 丁蔻理中丸：每次 6~9 克，一日 2~3 次，温开水送服。

6. 白蔻调中丸：每次 1 丸，一日 2 次，温开水送服。

7. 胃复宁胶囊：每次 4~6 粒，一日 3 次，温开水送服。

8. 虚寒胃痛冲剂：每次 1—2 袋，一日 2 次，开水冲服。小儿用量酌减。

肝胃郁热型：

1. 左金丸：成人每次 3~6 克，一日 2~3 次，温开水送服。儿童及老人可酌情减量服用。

2. 加味左金丸：每次 6 克，一日 2~3 次，温开水送服。7 岁以上儿童服成人量的 1/2，3~7 岁儿童服成人量的 1/3。

3. 龙胆泻肝丸（片）：水丸剂成人每次 3~6 克，一日 3 次，温开水送服。7 岁以上儿童服 1/2 成人量。片剂每次 4~6 片，一日 3 次，温开水送服。

4. 健胃愈疡片：每次 4~6 片，一日 3—4 次，温开水送服。

瘀血阻络型：

1. 九气拈痛丸：每次 6~9 克，一日 2 次，温开水送服。

2. 元胡止痛片：每次 4~6 克，一日 2 次，温开水送。

脾胃阴虚型：

摩罗丹：每次 9~18 克，1 日 2 次，温开水送服。

温馨提示：对于溃疡病患者应注意以下几点：

1. 加强营养，应选用易消化、含足够热量、蛋白质和维生素丰富的食物。如稀饭、细面条、软米饭、豆浆、鸡蛋、瘦肉、豆腐和豆制品；富含维生素 A、B、C 的食物，如新鲜蔬菜和水果等。

2. 应限制多渣食物，避免吃油煎、油炸食物以及含粗纤维较多的芹菜、韭菜、豆芽、火腿、腊肉、鱼干及各种粗粮，因为这些食物不仅粗糙不易消化，而且还会引起胃液大量分泌，加重胃的负担。但经过加工制成菜泥等易消化的食物可以食用。

3. 不吃刺激性大的食物禁吃刺激胃酸分泌的食物，如肉汤、生葱、生蒜、浓缩果汁、咖啡、酒、浓茶等，以及过甜、过酸、过咸、过热、生、冷、硬等食物。甜食可增加胃酸分泌，刺激溃疡面加重病情；过热食物刺激溃疡面，引起疼痛，甚至使溃疡面血管扩张而引起出血；辛辣食物刺激溃疡面，使胃酸分泌增加；过冷、过硬食物不易消化，可加重病情。另外，溃疡病人还应戒烟，烟草中的尼古丁能改变胃液的酸碱度，扰乱胃幽门正常活动，诱发或加重溃疡病。

4. 烹调要恰当以蒸、烧、炒、炖等法为佳。煎、炸、烟熏等烹制的菜不易消化，在胃内停留时间较长，影响溃疡面的愈合。

治胃病的常用中成药

胃病患者中有些人喜用中成药治疗，认为它疗效明显，副作用小。那会，怎么合理选用呢？

消化不良可用大山楂丸

大山楂丸具有健脾胃、助消化等功能，适用于食积不化、腹部胀满等症，尤宜于小儿食滞症。但胃酸分泌多者慎用。木香顺气丸、有行气化湿、健脾和胃之功效，主要用于食积、腹痛、气郁、嗳气吐酸、大便秘结等症。服药期间忌食生冷、油腻食物，孕妇慎服。沉香舒气丸有舒气化郁、和胃止痛之功效，多用于两胁胀满疼痛兼胃部疼痛、恶心呕吐等症。应用期间忌食油腻、辛辣刺激性食物。香砂六君子丸主治消化不良与胃痛、呕吐、泄泻等症。服药时忌食生冷食物。

急慢性胃炎可用藿香正气丸

藿香正气丸有芳香化湿、解表和中之功效，适用于头痛头胀、胸腹满闷、恶心嗳气、腹痛便溏，伴有发热恶寒、周身困倦等症。服药期间忌食生冷、油腻食物。四君子丸具有益气补中、健脾养胃之功效，多用于小儿面色萎黄、语言轻微、四肢乏力、不思饮食、肠鸣泄泻或便秘等症，但阴虚血热者慎用。左金丸可治疗胃部胀痛、恶心呕吐、嗳气吞酸等症。服药期间忌生冷、辛辣、油腻等饮食。孕妇及体虚无热者忌服。

胃肠溃疡可用人参健脾丸

人参健脾丸有健脾养胃、消食除胀之效，多用于面黄肌瘦、疲惫乏力、不思饮食、食后胀满、呕吐酸水、大便溏泻等症。服用时忌油腻、生冷食品。气滞胃痛冲剂既能疏肝理气，又能和胃止痛，故常用于胃、十二指肠溃疡与慢性胃炎等。但忌恼怒，孕妇慎用。香砂养胃丸有健脾祛湿、和胃畅中、芳香化浊、消胀散满等功效，主治胃、十二指肠溃疡及慢性胃炎等。服药时忌食生冷食物，勿气恼。

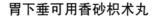

胃下垂可用香砂枳术丸

香砂枳术丸有消补兼施作用，能治胃下垂疼痛及泄泻等症。服药期间忌食生冷、油腻食物。舌红无苔、口干咽燥等阴虚者忌服。九气拈痛丸有理气散寒、活血止痛之效，可用于胃酸疼痛、畏寒喜暖或呃逆泛酸、大便溏薄等症，对因气滞受寒而引起的腹痛者极为合适。但因胃热而引起疼痛者忌用，孕妇禁服。服药期间忌用生冷、油腻食物。

此外，藿香正气软胶囊适用于外感风寒、内伤湿滞证；藿香正气水适用于外感风寒、内伤湿滞证，温胃舒冲剂适用于脾胃虚寒证；养胃舒冲剂适用于气阴两虚证；气滞胃痛冲剂适用于肝郁气滞证；三九胃泰胶囊适用于中焦气滞型慢性胃炎；理中丸适用于脾胃虚寒证；胃力片适用于痞满呕吐、痰浊中阻证，胃脘胁肋疼痛、大便秘结。